Dieta Chetogenica Il Segreto per Dimagrire

Scopri come trasformare il tuo corpo, tornare in forma e avviare un metabolismo rinnovato con la guida definitiva.

Di Luca Ferrero

Capitolo 1: La Dieta Chetogenica Spiegata

La dieta chetogenica, oggi celebrata come una delle strategie alimentari più rivoluzionarie per il dimagrimento e il miglioramento della salute generale, affonda le sue radici in una storia lunga e affascinante. L'origine di questo regime alimentare non è stata concepita con l'obiettivo primario di perdita di peso, ma come terapia medica. Per comprendere appieno il valore e l'efficacia della dieta chetogenica, è essenziale rivisitare il suo viaggio storico e le basi su cui è stata costruita.

La nascita della dieta chetogenica si colloca nei primi anni del XX secolo, quando venne utilizzata principalmente come trattamento per l'epilessia. Prima dell'avvento dei farmaci antiepilettici, i medici si accorsero che il digiuno prolungato aveva un effetto sorprendentemente positivo nel ridurre la frequenza e l'intensità delle convulsioni nei pazienti epilettici. Questa osservazione portò alla formulazione di un regime alimentare che mirava a simulare gli effetti del digiuno, mantenendo al contempo un apporto nutrizionale adeguato. Il principio chiave era inducere lo stato di chetosi nel corpo, simile a quello raggiunto attraverso il digiuno, ma in un modo che potesse essere sostenuto per periodi prolungati.

La chetosi si verifica quando il corpo, in assenza di sufficienti carboidrati, inizia a bruciare i grassi come fonte primaria di energia, producendo corpi chetonici. Questo stato metabolico era la pietra angolare della terapia dietetica per l'epilessia e poneva le basi per quello che sarebbe stato poi riconosciuto come la dieta chetogenica.

Negli anni '20, il Dr. Russell Wilder della Mayo Clinic fu uno dei primi a coniare il termine "dieta chetogenica" e a formalizzare questo approccio alimentare come un trattamento per l'epilessia. Il suo lavoro dimostrò che la dieta non solo era efficace nel ridurre le convulsioni in molti pazienti, ma offriva anche un'opzione terapeutica sostenibile a lungo termine.

Con l'arrivo dei farmaci antiepilettici negli anni '30 e '40, l'interesse verso la dieta chetogenica come trattamento per l'epilessia diminuì. Tuttavia, negli ultimi decenni, c'è stato un rinnovato interesse scientifico e clinico per la dieta chetogenica, non solo come strumento terapeutico per l'epilessia, ma anche per le sue potenziali applicazioni nel trattamento di altre condizioni mediche, come il diabete di tipo 2, l'obesità, le malattie cardiache, e persino alcuni tipi di cancro.

Oggi, la dieta chetogenica è ampiamente riconosciuta per i suoi benefici nel promuovere una rapida perdita di peso, migliorare il controllo glicemico, e aumentare i livelli di energia. Si è evoluta in diverse varianti, ognuna adattata per

soddisfare esigenze e obiettivi specifici, ma tutte mantengono l'obiettivo fondamentale di indurre chetosi per ottenere benefici per la salute.
Mentre ci avviciniamo al punto 1.2, è fondamentale comprendere che la trasformazione del corpo attraverso la dieta chetogenica si basa su principi scientifici solidi. Il passaggio da una dieta ricca di carboidrati a una dominata da grassi e proteine richiede una comprensione approfondita dei principi fondamentali di questo regime alimentare, che saranno esplorati nel dettaglio nel prossimo segmento. Questa conoscenza non solo aiuta nel raggiungimento degli obiettivi di dimagrimento e salute ma apre anche la porta a una trasformazione metabolica profonda, capace di rinnovare l'energia e il benessere generale.

Approfondendo la nostra esplorazione della dieta chetogenica, giungiamo a comprendere i suoi principi fondamentali, essenziali per chiunque desideri intraprendere questo viaggio trasformativo.

La dieta chetogenica non è soltanto un metodo di dimagrimento, ma un approccio complessivo alla nutrizione che modifica radicalmente il modo in cui il nostro corpo produce energia, passando dall'utilizzo dei carboidrati ai grassi come principale fonte di carburante. Questo cambiamento non solo favorisce la perdita di peso ma porta anche a numerosi altri benefici per la salute, che saranno esaminati più dettagliatamente.

Il cuore della dieta chetogenica risiede nella riduzione drastica dell'assunzione di carboidrati e nell'aumento del consumo di grassi, con un moderato apporto di proteine. Tradizionalmente, il corpo umano utilizza i carboidrati come fonte primaria di energia. Quando i carboidrati sono limitati, il corpo è costretto a cercare un'alternativa energetica nei grassi, entrando così in uno stato di chetosi. Durante la chetosi, il fegato inizia a convertire i grassi in acidi grassi e corpi chetonici, che vengono poi utilizzati come nuova fonte energetica.

Questa transizione energetica ha effetti profondi sul metabolismo, inclusa una diminuzione della fame e un incremento della spesa energetica, rendendo più facile mantenere un deficit calorico senza avvertire le tipiche sensazioni di privazione associate a molte altre diete. Inoltre, il mantenimento di un elevato stato di chetosi è stato collegato al miglioramento della sensibilità all'insulina, al controllo della glicemia, e a una riduzione dei fattori di rischio per malattie croniche come la sindrome metabolica, il diabete di tipo 2 e alcune forme di cancro.

Un aspetto fondamentale della dieta chetogenica è la personalizzazione dell'approccio. Non esiste una "taglia unica" quando si tratta di chetogenica; le proporzioni di grassi, proteine e carboidrati possono variare notevolmente da persona a persona, a seconda del metabolismo individuale, dei livelli di attività fisica, e degli obiettivi di salute e di dimagrimento.

La capacità di adattare la dieta alle proprie esigenze personali è uno dei suoi punti di forza più significativi, permettendo a ciascuno di trovare il proprio equilibrio ottimale.

Inoltre, è importante sottolineare il ruolo cruciale della qualità degli alimenti nella dieta chetogenica. Non tutti i grassi sono uguali, e la scelta di fonti di grasso sane, come quelle provenienti da pesci grassi, avocado, noci, semi e olii vegetali non trasformati, è fondamentale. Analogamente, le proteine dovrebbero provenire da fonti di alta qualità, privilegiando carni allevate al pascolo, pesce sostenibile e legumi.

Man mano che ci addentriamo ulteriormente nei dettagli della dieta chetogenica nel prossimo segmento, esploreremo i benefici specifici che questa dieta può offrire. La comprensione dei principi fondamentali è il primo passo cruciale, ma è l'applicazione pratica di questi principi che permette di sperimentare veramente la trasformazione promessa dalla dieta chetogenica. Dal miglioramento della salute metabolica alla perdita di peso sostenibile, il viaggio chetogenico offre una vasta gamma di potenziali benefici, che verranno esplorati nel punto 1.3, guidando il lettore attraverso il processo di trasformazione del proprio corpo e di rinnovamento del proprio metabolismo.

Avanzando nella nostra comprensione della dieta chetogenica, ci immergiamo ora nei benefici specifici che questa può offrire. Dopo aver esplorato le sue origini storiche e i principi fondamentali, è chiaro che la dieta chetogenica non è solamente una moda passeggera, ma un approccio nutrizionale con solide basi scientifiche capaci di trasformare la salute in modo significativo.

Il primo e più evidente beneficio della dieta chetogenica è la perdita di peso. Attraverso la riduzione dell'assunzione di carboidrati e l'incoraggiamento del corpo a bruciare grassi come fonte principale di energia, molti individui sperimentano una rapida e sostanziale riduzione del peso corporeo. Questo avviene non solo per il deficit calorico che si può facilmente mantenere, ma anche per la riduzione dell'insulina nel sangue, che a sua volta diminuisce il deposito di grasso.

Oltre alla perdita di peso, la dieta chetogenica mostra promesse nel miglioramento della salute metabolica. La riduzione dei livelli di zucchero nel sangue e l'aumento della sensibilità all'insulina sono benefici fondamentali per coloro che soffrono di diabete di tipo 2 o che sono a rischio di svilupparlo. Questi effetti sono particolarmente importanti in un'epoca in cui le malattie metaboliche continuano a crescere a livello globale, offrendo un potenziale strumento di prevenzione e gestione attraverso l'alimentazione.

La dieta chetogenica ha mostrato anche effetti positivi sulla salute neurologica. Le sue origini come trattamento per l'epilessia sottolineano il suo potenziale nel modulare l'attività neurale. Ricerche emergenti suggeriscono che può essere utile anche in altre condizioni neurologiche, come la malattia di Alzheimer, il morbo di Parkinson e persino nel rallentamento della progressione di alcuni tipi di tumori cerebrali, grazie alla sua capacità di ridurre l'infiammazione sistemica e di fornire un'efficace fonte energetica alternativa per il cervello.

Un altro aspetto da considerare è l'effetto della dieta chetogenica sul benessere generale e sull'energia. Molti seguaci riportano un aumento dei livelli di energia e una maggiore stabilità dell'umore, attribuiti alla costante fornitura di energia fornita dai corpi chetonici e alla riduzione delle fluttuazioni glicemiche. Questi cambiamenti possono avere un impatto profondo sulla qualità della vita quotidiana, aumentando la produttività e migliorando il benessere emotivo.

Nonostante questi benefici, è fondamentale avvicinarsi alla dieta chetogenica con una comprensione chiara e con obiettivi realistici. La transizione a un'alimentazione a basso contenuto di carboidrati può presentare sfide, inclusi gli effetti collaterali iniziali noti come "influenza chetogenica". Tuttavia, questi sono generalmente temporanei e possono essere mitigati con adeguata idratazione e assunzione di sali minerali.

Mentre procediamo verso il punto 1.4, esploreremo le differenze tra la dieta chetogenica e altre diete popolari, mettendo in evidenza come la chetogenica si distingua non solo per la sua efficacia nella perdita di peso e nel miglioramento della salute, ma anche per il suo approccio unico alla nutrizione. La comprensione di queste differenze è essenziale per chiunque consideri la dieta chetogenica come strumento per trasformare il proprio corpo e il proprio benessere.

Con la crescente popolarità della dieta chetogenica, è naturale confrontarla con altre strategie alimentari diffuse per comprendere cosa la renda unica e perché possa essere la scelta preferibile per determinati individui. Questo confronto ci permette di delineare non solo le differenze ma anche di sottolineare come la chetogenica si inserisca in un contesto nutrizionale più ampio, offrendo una prospettiva che è sia educativa che illuminante per chiunque stia valutando varie opzioni per la propria salute e benessere.

La dieta chetogenica si distingue per il suo approccio rigoroso alla riduzione dei carboidrati, ponendosi in netto contrasto con diete a basso contenuto di grassi, diete mediterranee o regimi alimentari basati sulla moderazione e il bilanciamento dei macronutrienti. Mentre molte diete si concentrano sulla riduzione dell'apporto calorico o sull'equilibrio tra carboidrati, proteine e grassi, la chetogenica mira specificamente a indurre lo stato di chetosi attraverso una notevole restrizione dei carboidrati e un elevato consumo di grassi.

Questa distinzione fondamentale influisce non solo sul tipo di cibo consumato ma anche sui processi metabolici del corpo. A differenza delle diete a basso contenuto di grassi, che spesso mantengono un livello elevato di carboidrati e possono portare a fluttuazioni della glicemia e della fame, la dieta chetogenica stabilizza i livelli di zucchero nel sangue e riduce la sensazione di fame grazie alla costante produzione di corpi chetonici come fonte di energia. Questo può rendere la dieta chetogenica particolarmente efficace per coloro che hanno lottato con la fame e la gestione dell'appetito su altri regimi alimentari.

La dieta mediterranea, lodata per i suoi benefici cardiovascolari e la ricchezza di alimenti integrali, condivide con la chetogenica l'accento su grassi salutari come l'olio d'oliva e il pesce. Tuttavia, differisce significativamente nell'approccio ai carboidrati, incoraggiando un consumo moderato di cereali integrali, frutta e verdura, che sono limitati nella dieta chetogenica per mantenere lo stato di chetosi. Questa differenza può avere implicazioni importanti per le preferenze individuali e gli obiettivi di salute a lungo termine, con la chetogenica che offre un percorso alternativo per coloro che potrebbero non aver riscontrato successo con un regime più ricco di carboidrati.

Inoltre, la dieta chetogenica si distingue per il suo potenziale terapeutico in condizioni mediche specifiche, come il diabete di tipo 2 e l'epilessia, una caratteristica meno enfatizzata in altre diete popolari. Questa capacità di andare oltre la perdita di peso e di influenzare positivamente vari aspetti della salute metabolica e neurologica sottolinea il valore unico della chetogenica come strumento nutrizionale.

Tuttavia, è cruciale avvicinarsi alla dieta chetogenica con una comprensione chiara delle sue esigenze e potenziali sfide. La transizione verso una dieta a basso contenuto di carboidrati richiede una significativa ristrutturazione delle abitudini alimentari e può essere accompagnata da un periodo di adattamento, noto come influenza chetogenica. Questa fase iniziale, sebbene temporanea, sottolinea l'importanza di un approccio informato e attentamente pianificato.

Man mano che ci avviciniamo al punto 1.5, è essenziale considerare come prepararsi mentalmente e fisicamente per intraprendere la dieta chetogenica. La comprensione e l'accettazione dei suoi principi unici non solo facilitano la transizione ma pongono anche le basi per un successo sostenibile, permettendo agli individui di sfruttare appieno i benefici di questo potente approccio nutrizionale.

Il passaggio a una dieta chetogenica rappresenta un cambiamento significativo non solo nella scelta degli alimenti ma anche nel metabolismo e nelle abitudini quotidiane. Prepararsi mentalmente e fisicamente per questo cambiamento è cruciale per il successo a lungo termine e per sfruttare al meglio i benefici di questo regime alimentare. Questa fase preparatoria non solo aiuterà a facilitare la transizione ma stabilirà anche le fondamenta per una trasformazione duratura del proprio stile di vita.

Preparazione Mentale

Accettazione e Motivazione: Iniziare con un mindset positivo e determinato è fondamentale. Comprendere profondamente i motivi personali per intraprendere la dieta chetogenica può servire come potente motivatore, soprattutto nei momenti difficili. Che si tratti di migliorare la propria salute, perdere peso o gestire una condizione medica, avere chiaro il proprio "perché" può fare la differenza.

Impostazione degli Obiettivi: Stabilire obiettivi realistici e misurabili è un passo importante. Questi dovrebbero essere specifici, raggiungibili e legati a tempi ben definiti. Gli obiettivi possono variare dall'ottenere un certo livello di chetosi, perdere un determinato numero di chili, migliorare i marcatori della salute come la glicemia o semplicemente aderire alla dieta per un periodo ininterrotto.

Educazione: Informarsi sulla dieta chetogenica, sui suoi principi, sui benefici e sulle sfide potenziali è essenziale. La conoscenza è potere, e comprendere cosa aspettarsi può aiutare a navigare meglio la dieta e a prendere decisioni informate riguardo ai pasti e alla gestione degli effetti collaterali.

Preparazione Fisica

Pianificazione dei Pasti: Iniziare con un piano chiaro per i pasti può aiutare a evitare decisioni alimentari impulsive che potrebbero allontanare dallo stato di chetosi. Preparare una lista della spesa focalizzata su alimenti chetogenici, pianificare i pasti della settimana e avere sempre a disposizione snack compatibili con la dieta sono passi importanti.

Pulizia della Dispensa: Rimuovere dalla propria cucina gli alimenti ricchi di carboidrati e sostituirli con alternative chetogeniche può ridurre la tentazione e rendere più semplice aderire alla dieta. Questo include l'eliminazione di zuccheri, cereali, frutta ad alto contenuto di carboidrati e snack trasformati.

Introduzione Graduale: Per alcuni, ridurre gradualmente l'assunzione di carboidrati prima di adottare completamente la dieta chetogenica può aiutare a minimizzare gli effetti collaterali come l'influenza chetogenica. Questo passaggio può anche aiutare il corpo a adattarsi più dolcemente al nuovo regime alimentare.

Attenzione agli Integratori: A seconda delle esigenze individuali, potrebbe essere utile integrare la dieta con elettroliti (sodio, potassio, magnesio) per compensare quelli persi durante l'inizio della chetosi. L'idratazione è altrettanto importante, quindi bere abbondante acqua è essenziale.

Con questi passaggi preparatori, sia mentali che fisici, si può iniziare il percorso verso la dieta chetogenica con maggiore fiducia e controllo. Questa preparazione non solo facilita l'ingresso in chetosi ma pone anche le basi per una transizione più agevole e sostenibile verso un miglioramento della salute e del benessere.

Nel prossimo segmento, passeremo a esplorare il metabolismo nel dettaglio, partendo dal punto 2.1. Comprenderemo cos'è il metabolismo, come funziona, e l'effetto che la dieta chetogenica ha su di esso. Questa comprensione è vitale per cogliere appieno come la dieta chetogenica trasforma il corpo, non solo attraverso la perdita di peso ma anche migliorando la salute metabolica a lungo termine.

Capitolo 2: Comprendere il Metabolismo

Nel cuore del nostro viaggio verso la trasformazione corporea e il benessere attraverso la dieta chetogenica giace la comprensione del metabolismo, il processo vitale che governa come il nostro corpo converte il cibo in energia. Una comprensione approfondita del metabolismo non solo getta luce su come funzioniamo internamente ma rivela anche come la dieta chetogenica influisce su questi meccanismi per favorire la perdita di peso e migliorare la salute generale.

Cos'è il Metabolismo?

Il metabolismo comprende tutte le reazioni chimiche che avvengono nel nostro corpo per mantenere in vita le cellule e organi. Queste reazioni sono catalizzate da enzimi che trasformano le sostanze nutrienti in energia e componenti essenziali per la crescita, la riparazione e la funzione normale delle cellule. Il tasso metabolico, o la velocità a cui queste reazioni avvengono, può variare notevolmente tra gli individui, influenzato da fattori come l'età, il sesso, la composizione corporea e l'attività fisica.

Il Metabolismo e la Dieta Chetogenica

La dieta chetogenica interagisce con il metabolismo in modi unici, promuovendo una trasformazione energetica che va al di là della semplice riduzione dell'apporto calorico. Riducendo drasticamente i carboidrati e aumentando l'assunzione di grassi, la dieta chetogenica costringe il corpo a passare dalla sua fonte energetica prediletta, il glucosio derivato dai carboidrati, a una fonte alternativa: i corpi chetonici prodotti dalla metabolizzazione dei grassi nel fegato.

Questo cambio di "carburante" ha implicazioni profonde per il metabolismo. In primo luogo, migliora l'efficienza energetica del corpo. I corpi chetonici sono una fonte di energia molto più concentrata rispetto al glucosio, il che significa che possono fornire più energia per unità di ossigeno consumato. Questa maggiore efficienza può tradursi in una sensazione migliorata di vigore e resistenza, oltre a sostenere processi metabolici più efficienti su scala cellulare.

Effetti della Chetogenica sul Metabolismo

La transizione a un metabolismo basato sui grassi può avere effetti benefici sulla composizione corporea, aiutando nella riduzione del grasso corporeo mantenendo al contempo la massa muscolare. Questo è particolarmente vantaggioso per coloro che cercano non solo di perdere peso ma di migliorare la loro salute metabolica e fisica generale.

La chetogenica influisce anche sui livelli ormonali, in particolare sull'insulina, l'ormone responsabile della regolazione dei livelli di glucosio nel sangue. Con un consumo ridotto di carboidrati, i livelli di insulina si stabilizzano, riducendo il rischio di resistenza all'insulina e diabete di tipo 2, e migliorando potenzialmente la sensibilità all'insulina in chi segue la dieta.

Preparazione al Cambiamento

Comprendere il metabolismo e il suo ruolo nella dieta chetogenica prepara il terreno per esplorare come ottimizzare questo processo per massimizzare i benefici della dieta. Questa conoscenza è fondamentale per chiunque voglia non solo perdere peso ma anche capire come il proprio corpo risponde a vari tipi di cibo e regimi alimentari.

Nel prossimo segmento, ci immergeremo nel punto 2.2, esplorando come la dieta chetogenica influenzi specificamente il metabolismo, portando a una perdita di peso sostenuta e a miglioramenti nella salute metabolica. Avremo così una visione più chiara di come le scelte alimentari influenzano direttamente la nostra salute e il nostro benessere, fornendo una base solida per decisioni informate sulla nostra dieta e stile di vita.

Proseguendo la nostra esplorazione del metabolismo nel contesto della dieta chetogenica, approfondiamo ora come questa dieta influenzi il metabolismo, promuovendo una perdita di peso sostenuta e miglioramenti generali nella salute metabolica. Questa comprensione dettagliata è cruciale per chiunque sia impegnato in un viaggio di trasformazione personale attraverso la dieta chetogenica, offrendo le basi per adattare efficacemente la dieta alle proprie esigenze metaboliche uniche.

La Dieta Chetogenica e il Metabolismo

Quando si segue una dieta chetogenica, il corpo passa attraverso una significativa ristrutturazione metabolica. Questo cambiamento è innescato dalla riduzione dell'assunzione di carboidrati e dall'aumento del consumo di grassi, che sposta il metabolismo dal bruciare glucosio a bruciare grassi come principale fonte di energia. Questo processo, noto come chetosi, ha diversi effetti benefici sul metabolismo che contribuiscono alla perdita di peso e al miglioramento della salute.

1. Aumento del Dispendio Energetico: La chetosi può aumentare leggermente il dispendio energetico del corpo. Alcuni studi suggeriscono che essere in stato di chetosi richiede al corpo di lavorare più duramente per convertire i grassi in energia rispetto alla conversione dei carboidrati in glucosio, portando a un leggero aumento del metabolismo basale.

2. Miglioramento della Sensibilità all'Insulina: La riduzione dell'assunzione di carboidrati porta a livelli più bassi e più stabili di glucosio nel sangue e di insulina. Questo può migliorare la sensibilità all'insulina nel tempo, rendendo il corpo più efficiente nell'utilizzo del glucosio

disponibile e riducendo il rischio di sviluppare resistenza all'insulina, un precursore del diabete di tipo 2.

3. Riduzione dell'Appetito: Uno degli effetti più significativi della dieta chetogenica sul metabolismo è la riduzione dell'appetito. I corpi chetonici hanno un effetto soppressivo sull'appetito, aiutando le persone a sentirsi più sazie per periodi più lunghi. Questo può portare a una riduzione naturale dell'assunzione calorica, facilitando il deficit calorico necessario per la perdita di peso.

4. Conservazione della Massa Muscolare: A differenza di molte diete a basso contenuto calorico che possono portare alla perdita di massa muscolare insieme al grasso, la dieta chetogenica tende a preservare la massa muscolare. Questo è importante non solo per mantenere la forza e la funzionalità fisica ma anche perché la massa muscolare è metabolicamente attiva e contribuisce a un tasso metabolico basale più elevato.

Prepararsi per il Cambiamento

Comprendere questi effetti della dieta chetogenica sul metabolismo fornisce una base solida per ottimizzare il proprio regime alimentare e massimizzare i benefici per la salute. È importante, tuttavia, avvicinarsi a questo cambiamento con una strategia informata, tenendo conto delle proprie esigenze e obiettivi unici.

Nel prossimo segmento, ci focalizzeremo sul punto 2.3, discutendo come ottimizzare il metabolismo con la dieta chetogenica. Questo includerà strategie pratiche per massimizzare la perdita di peso e migliorare la salute metabolica, tenendo conto delle lezioni apprese sull'interazione tra dieta chetogenica e metabolismo. Questo passaggio ci permetterà di navigare più efficacemente nel nostro percorso verso il benessere, utilizzando la dieta chetogenica come strumento per una trasformazione profonda e duratura.

Avendo esplorato come la dieta chetogenica influisce sul metabolismo, proseguiamo ora con strategie pratiche per ottimizzare questo processo metabolico. Questo approccio non solo può massimizzare la perdita di peso e i benefici per la salute ma offre anche preziose intuizioni su come mantenere questi cambiamenti nel lungo termine. La chiave per ottimizzare il metabolismo con la dieta chetogenica risiede nell'adattare l'approccio in modo che si allinei con il proprio stile di vita, obiettivi di salute, e preferenze personali.

Strategie per Ottimizzare il Metabolismo con la Dieta Chetogenica

1. Personalizzare l'Intake di Macronutrienti: Sebbene la dieta chetogenica standard suggerisca proporzioni specifiche di grassi, proteine, e carboidrati, è essenziale personalizzare queste percentuali in base alle proprie esigenze metaboliche e obiettivi. Ad esempio, coloro che sono più attivi fisicamente possono richiedere un po'

più di proteine o carboidrati intorno agli allenamenti per ottimizzare la prestazione e la riparazione muscolare.

2. Monitorare la Risposta del Corpo: Utilizzare strumenti come test dei corpi chetonici nel sangue o nelle urine può fornire feedback immediato sull'efficacia della dieta nell'indurre la chetosi. Questo monitoraggio può aiutare a regolare l'assunzione di macronutrienti per mantenere il corpo in stato ottimale di chetosi, massimizzando così la perdita di grasso e migliorando i parametri metabolici.

3. Integrare Esercizio Fisico: L'attività fisica regolare è un potente stimolo per il metabolismo. L'esercizio aiuta a incrementare il dispendio energetico, migliora la sensibilità all'insulina e può aumentare la massa muscolare magra, che a sua volta può elevare il tasso metabolico a riposo. Combinare la dieta chetogenica con una routine di esercizio equilibrata può quindi amplificare i benefici metabolici.

4. Focalizzarsi sulla Qualità degli Alimenti: La qualità degli alimenti consumati nella dieta chetogenica è tanto importante quanto le proporzioni dei macronutrienti. Alimenti ricchi di nutrienti, come verdure a basso contenuto di carboidrati, grassi salutari (come l'avocado, i semi, e l'olio d'oliva), e proteine di alta qualità, possono supportare la funzione metabolica ottimale e promuovere la salute a lungo termine.

5. Gestire l'Assunzione di Sale ed Elettroliti: Durante la chetosi, il corpo tende a perdere più sale ed elettroliti rispetto a una dieta standard. Assicurarsi un'adeguata assunzione di sodio, potassio e magnesio può prevenire sintomi come affaticamento, mal di testa e crampi, che possono accompagnare la transizione verso la dieta chetogenica e influenzare negativamente il metabolismo.

Prossimi Passi

Implementando queste strategie, è possibile ottimizzare il metabolismo per sfruttare al meglio i benefici della dieta chetogenica. Tuttavia, è importante riconoscere che il successo richiede una visione olistica della salute e del benessere, che consideri non solo l'alimentazione ma anche l'attività fisica, il riposo, e la gestione dello stress.

Nel prossimo segmento, esploreremo come identificare e superare gli ostacoli del metabolismo lento nel punto 2.4. Questo passaggio è fondamentale per chiunque incontri sfide nel percorso di perdita di peso o di miglioramento della salute con la dieta chetogenica, offrendo strategie per rilanciare e mantenere il metabolismo attivo e reattivo.

Nel cammino verso la trasformazione del corpo e il miglioramento della salute attraverso la dieta chetogenica, è possibile incontrare il fenomeno del metabolismo lento. Questo può manifestarsi come una riduzione della velocità con cui il corpo brucia le calorie, portando a una perdita di peso rallentata o persino a un plateau. Comprendere come identificare e superare questo ostacolo è cruciale per mantenere il progresso e ottimizzare i benefici della dieta chetogenica.

Identificazione di un Metabolismo Lento

Un metabolismo che funziona a ritmi ridotti può manifestarsi attraverso vari segni, tra cui una perdita di peso meno efficace nonostante l'adesione rigorosa alla dieta, livelli di energia ridotti, e difficoltà nel bruciare grassi. Anche la sensazione di freddo e una riduzione della frequenza cardiaca a riposo possono essere indicatori di un metabolismo rallentato.

Strategie per Superare un Metabolismo Lento

1. Aumentare l'Intake Proteico: Integrare la dieta con una maggiore quantità di proteine può aiutare a stimolare il metabolismo. Le proteine hanno un effetto termogenico superiore rispetto ai carboidrati e ai grassi, il che significa che il corpo utilizza più

energia per digerirle. Ciò può aiutare a incrementare leggermente il dispendio energetico quotidiano.

2. Variare l'Assunzione Calorica: Praticare il ciclismo calorico, alternando giorni di maggiore assunzione calorica a giorni di restrizione, può "ingannare" il metabolismo, evitando che si adatti a un livello energetico costantemente basso. Questo approccio può aiutare a stimolare la perdita di peso e a prevenire i plateau.

3. Intensificare l'Esercizio Fisico: Integrare o variare la routine di esercizio fisico, soprattutto includendo allenamenti di forza, può essere efficace per superare un metabolismo lento. L'esercizio di resistenza aiuta a costruire la massa muscolare, che è più metabolicamente attiva del tessuto adiposo, aumentando così il tasso metabolico a riposo.

4. Assicurarsi un Riposo Adeguato: La qualità del sonno può avere un impatto

significativo sul metabolismo. La carenza di sonno è stata collegata a un metabolismo più lento e a un aumento dell'appetito a causa di squilibri ormonali. Assicurarsi un riposo adeguato può aiutare a mantenere il metabolismo efficiente.

5. Riconsiderare il Bilancio Macronutrienti: Sebbene la dieta chetogenica implichi un basso apporto di carboidrati, alcuni individui possono trarre beneficio da un leggero aggiustamento nel bilancio dei macronutrienti. Ad esempio, aumentare leggermente i carboidrati durante i giorni di maggiore attività fisica può fornire energia aggiuntiva e stimolare il metabolismo.

Prossimi Passi

Adottando queste strategie, si può affrontare efficacemente un metabolismo lento, promuovendo una perdita di peso continua e miglioramenti nella salute metabolica. È importante ascoltare il proprio corpo e essere disposti a fare aggiustamenti basati sulle proprie risposte individuali alla dieta chetogenica.

Nel prossimo segmento, discuteremo il punto 2.5, che riguarda gli alimenti e le abitudini che influenzano positivamente il metabolismo. Questa conoscenza sarà fondamentale per chiunque cerchi di ottimizzare ulteriormente la propria dieta chetogenica e il proprio stile di vita per supportare un metabolismo sano e attivo, garantendo così il successo a lungo termine nel proprio percorso di salute e benessere.

Avanzando nel percorso di ottimizzazione della salute attraverso la dieta chetogenica, diventa cruciale riconoscere gli alimenti e le abitudini che possono sostenere un metabolismo attivo e efficiente. Integrare queste pratiche nella propria routine quotidiana può contribuire significativamente a migliorare la perdita di peso e la salute generale, offrendo un approccio olistico al benessere che va oltre la semplice restrizione calorica.

Alimenti che Stimolano il Metabolismo

Nell'ambito di una dieta chetogenica, ci sono specifici alimenti noti per le loro proprietà metaboliche stimolanti. Questi includono:

1. Grassi Salutari: Gli alimenti ricchi di grassi salutari, come l'avocado, i semi di chia, i semi di lino e l'olio di cocco, non solo si adattano perfettamente alla dieta chetogenica ma possono anche aiutare a stimolare il metabolismo. L'olio di cocco, in particolare, contiene trigliceridi a catena media (MCT), che il corpo può convertire in energia più rapidamente rispetto ad altri tipi di grassi.

2. Proteine Magre: Il pollo, il tacchino, il pesce, e le uova sono eccellenti fonti di proteine magre che possono aumentare il tasso metabolico a seguito dell'effetto termico degli alimenti. Le proteine richiedono più energia per essere digerite rispetto ai carboidrati e ai grassi, potenziando così il metabolismo.

3. Verdure a Foglia Verde: Verdure come spinaci, cavoli, e kale sono non solo compatibili con la dieta chetogenica ma sono anche ricche di minerali come il ferro e il magnesio, che supportano il funzionamento metabolico ottimale.

Abitudini che Migliorano il Metabolismo

Oltre alla scelta degli alimenti, esistono abitudini quotidiane che possono influenzare positivamente il metabolismo:

1. Idratazione Adeguata: Bere sufficiente acqua è vitale per un metabolismo efficiente. L'acqua aiuta a ottimizzare i processi metabolici e può aumentare temporaneamente il tasso metabolico. Inoltre, bere acqua prima dei pasti può aumentare la sensazione di sazietà.

2. Esercizio Fisico Regolare: L'attività fisica, in particolare l'allenamento di forza, è fondamentale per mantenere e costruire la massa muscolare magra, che è più

metabolicamente attiva del tessuto adiposo. L'esercizio aiuta anche a migliorare la sensibilità all'insulina, favorendo un metabolismo efficiente.

3. Sufficiente Riposo Notturno: La qualità del sonno ha un impatto diretto sul metabolismo. La mancanza di sonno può portare a squilibri ormonali che aumentano l'appetito e riducono la capacità del corpo di metabolizzare i grassi. Assicurarsi da 7 a 8 ore di sonno di qualità a notte può sostenere un metabolismo sano.

4. Riduzione dello Stress: Livelli elevati di stress possono influenzare negativamente il metabolismo, aumentando la produzione di cortisolo, un ormone che può promuovere l'accumulo di grasso, specialmente nell'area addominale. Pratiche come la meditazione, lo yoga, e tecniche di respirazione possono aiutare a gestire lo stress.

Prossimi Passi

Adottando questi alimenti e abitudini nella propria routine, si può ottimizzare ulteriormente il metabolismo per sfruttare i benefici della dieta chetogenica. Mentre ci prepariamo a passare al punto 3.1, l'attenzione si sposterà sulla pianificazione della dieta chetogenica, integrando queste strategie per massimizzare la perdita di peso e migliorare la salute generale. Questo approccio olistico alla dieta e allo stile di vita non solo sostiene gli obiettivi a breve termine ma pone le basi per un benessere duraturo.

Capitolo 3: Pianificazione della Dieta Chetogenica

Intraprendere un percorso verso la salute e la perdita di peso attraverso la dieta chetogenica inizia con una pianificazione efficace. Questo processo non solo stabilisce una solida base per il successo ma aiuta anche a navigare le sfide che possono emergere lungo il cammino. Il punto 3.1 del nostro libro si concentra sulla pianificazione della dieta chetogenica, delineando strategie per impostare obiettivi di dimagrimento realistici e sostenibili, creare piani alimentari personalizzati e assicurarsi che il percorso scelto si adatti al proprio stile di vita e alle esigenze nutrizionali.

Impostare Obiettivi di Dimagrimento Realistici

La chiave per una perdita di peso sostenibile è l'impostazione di obiettivi realistici. Questo non solo fornisce una direzione chiara ma aiuta anche a mantenere la motivazione nel tempo. Gli obiettivi dovrebbero essere specifici, misurabili, raggiungibili, rilevanti e legati al tempo (SMART). Ad esempio, invece di puntare a "perdere peso", un obiettivo più efficace potrebbe essere "perdere 5 kg in 3 mesi attraverso la dieta chetogenica e l'esercizio regolare". Questo approccio aiuta a monitorare i progressi e a fare aggiustamenti lungo il percorso.

Creazione del Proprio Piano Alimentare Chetogenico

Una volta definiti gli obiettivi di dimagrimento, il passo successivo è la creazione di un piano alimentare personalizzato. Questo include:

Selezione degli Alimenti: Concentrarsi su alimenti ricchi di grassi salutari, proteine di alta qualità e verdure a basso contenuto di carboidrati. Gli alimenti processati e zuccherati dovrebbero essere limitati o eliminati.

Calcolo dei Macronutrienti: Utilizzare strumenti online o app per calcolare l'apporto ideale di carboidrati, proteine e grassi basato sulle proprie esigenze caloriche e obiettivi di dimagrimento.

Pianificazione dei Pasti e degli Spuntini: Preparare un piano settimanale per i pasti e gli spuntini può aiutare a evitare scelte alimentari last-minute non conformi alla dieta chetogenica.

Preparazione dei Pasti: La preparazione dei pasti in anticipo può semplificare l'adesione alla dieta chetogenica, soprattutto per chi ha uno stile di vita impegnato.

Adattare il Piano Alimentare al Proprio Stile di Vita

La sostenibilità di qualsiasi piano dietetico dipende dalla sua capacità di adattarsi al proprio stile di vita. Questo include:

Flessibilità nel Piano Alimentare: Essere aperti a fare aggiustamenti al piano

alimentare in base ai propri progressi, alle risposte del corpo e agli eventi della vita.
Supporto Sociale: Condividere i propri obiettivi di dimagrimento con amici o familiari può fornire un livello aggiuntivo di sostegno e responsabilità.
Gestione delle Sfide: Identificare in anticipo potenziali ostacoli, come eventi sociali o viaggi, e pianificare come affrontarli può aiutare a rimanere in pista.

Concludendo il punto 3.1, è essenziale riconoscere che la pianificazione è un processo dinamico che richiede una riflessione regolare e aggiustamenti per riflettere i cambiamenti nelle esigenze e negli obiettivi personali. Man mano che ci si muove verso il punto 3.2, l'attenzione si sposterà sulla selezione e la gestione degli alimenti da privilegiare e da evitare, fornendo le conoscenze necessarie per costruire e mantenere una dieta chetogenica efficace e piacevole.

Il successo di una dieta chetogenica dipende in gran parte dalla selezione accurata degli alimenti, che non solo dovrebbe mirare alla riduzione dei carboidrati per mantenere lo stato di chetosi ma anche garantire un apporto nutrizionale equilibrato e sostenibile. Nel punto 3.2, esploreremo in dettaglio come selezionare gli alimenti che favoriscono la chetosi e la salute generale, nonché come evitare quelli che possono ostacolare il progresso verso i propri obiettivi di dimagrimento e benessere.

Alimenti da Privilegiare

La dieta chetogenica pone un forte accento su grassi salutari e proteine di alta qualità, con un limitato apporto di carboidrati. Gli alimenti da privilegiare includono:

1. Grassi Salutari: Questi sono la spina dorsale della dieta chetogenica, fornendo la maggior parte delle calorie giornaliere. Fonti eccellenti includono olio di cocco, olio d'oliva extra vergine, burro chiarificato

(ghee), avocado e grassi animali da fonti sostenibili e allevate al pascolo.

2. Proteine di Alta Qualità: Le proteine dovrebbero essere consumate in moderazione, privilegiando quelle di alta qualità come carne biologica, pollame, pesce grasso (salmone, sgombro, sardine), uova e formaggi non elaborati. Le proteine supportano la massa muscolare e saziano, contribuendo alla gestione del peso.

3. Verdure a Basso Contenuto di Carboidrati: Verdure come spinaci, cavoli, broccoli, cavolfiore e zucchine forniscono fibre, vitamine e minerali essenziali senza aggiungere un elevato carico di carboidrati. Le verdure a foglia verde, in particolare, sono ricche di nutrienti e dovrebbero essere un pilastro nella pianificazione dei pasti.

4. Frutta a Basso Indice Glicemico: Sebbene la frutta sia generalmente limitata nella dieta chetogenica, piccole quantità di frutti a basso indice glicemico come lamponi,

fragole e mirtilli possono essere incluse per la loro fibra e antiossidanti.

Alimenti da Evitare

Per mantenere lo stato di chetosi e massimizzare i benefici per la salute, è essenziale evitare alimenti ricchi di carboidrati e zuccheri, nonché quelli altamente trasformati:

1. Alimenti Ricchi di Carboidrati: Questi includono pane, pasta, cereali, patate, legumi e la maggior parte dei prodotti da forno. Anche la frutta ad alto contenuto di zucchero, come banane e uva, dovrebbe essere limitata.

2. Alimenti Trasformati: Alimenti confezionati e snack, spesso ricchi di zuccheri aggiunti, grassi trans e additivi, dovrebbero essere evitati. Questi possono non solo interrompere lo stato di chetosi ma anche influire negativamente sulla salute generale.

3. Dolcificanti Artificiali e Zuccheri: Sebbene alcuni dolcificanti non calorici possano essere compatibili con la dieta chetogenica, è consigliabile limitarne l'uso poiché possono influenzare la risposta insulinica e alterare la percezione del gusto, promuovendo potenzialmente la voglia di dolci.

Conclusione

Selezionare con cura gli alimenti da includere nella dieta chetogenica e quelli da evitare è fondamentale per il successo. Questa selezione non solo facilita il mantenimento della chetosi e la perdita di peso ma contribuisce anche a una nutrizione ottimale e a un benessere a lungo termine. Nel punto successivo, 3.3, approfondiremo come gestire le porzioni e comprendere il bilancio calorico, elementi essenziali per realizzare un piano alimentare chetogenico efficace e personalizzato, garantendo che il percorso di salute intrapreso sia non solo soddisfacente ma anche sostenibile e piacevole.

La gestione delle porzioni e la comprensione del bilancio calorico sono aspetti fondamentali per il successo di qualsiasi piano dietetico, inclusa la dieta chetogenica. Questi elementi contribuiscono non solo al raggiungimento degli obiettivi di perdita di peso ma anche al mantenimento di uno stile di vita sano e bilanciato a lungo termine. Nel punto 3.3, esploreremo come navigare queste sfide nel contesto della dieta chetogenica, garantendo che i lettori possano creare un regime alimentare che supporti i loro obiettivi senza compromettere il benessere o la soddisfazione.

Gestione delle Porzioni

Nella dieta chetogenica, la gestione delle porzioni non riguarda solo il controllo delle calorie ma anche l'assicurazione che il rapporto tra macronutrienti sia ottimale per mantenere lo stato di chetosi. Ecco alcuni suggerimenti per gestire efficacemente le porzioni:

1. Utilizzare Strumenti di Misurazione: Bilance da cucina, misurini e tabelle di conversione possono aiutare a misurare con precisione le porzioni di cibo, garantendo che l'apporto di carboidrati rimanga entro i limiti stabiliti per indurre la chetosi.

2. Ascoltare i Segnali di Fame e Sazietà: La dieta chetogenica tende a essere naturalmente saziante a causa dell'elevato apporto di grassi. Ascoltare il proprio corpo e mangiare fino a quando non si è moderatamente sazi, piuttosto che completamente pieni, può prevenire il consumo eccessivo.

3. Pianificare i Pasti in Anticipo: La pianificazione dei pasti può aiutare a controllare le dimensioni delle porzioni assicurando che ogni pasto sia bilanciato e all'interno dei limiti calorici giornalieri.

Comprensione del Bilancio Calorico

Il bilancio calorico, la differenza tra le calorie consumate e quelle bruciate, è cruciale per la perdita, il mantenimento o l'aumento di peso. Anche nella dieta chetogenica, la creazione di un deficit calorico è necessaria per la perdita di peso, sebbene l'attenzione sia principalmente sui tipi di cibo consumati piuttosto che sulle calorie stesse.

1. Calcolare il Fabbisogno Calorico: Utilizzare calcolatori online o consultare un nutrizionista per determinare il fabbisogno calorico giornaliero basato su età, sesso, peso, altezza e livello di attività fisica.

2. Monitorare l'Assunzione di Cibo: Anche se non è necessario ossessivamente contare ogni caloria, avere una comprensione generale dell'assunzione calorica può aiutare a mantenere il bilancio calorico desiderato per la perdita di peso.

3. Ajustare in Base ai Risultati e al Benessere: Se la perdita di peso si arresta o se ci si sente privi di energia, può essere necessario rivedere l'assunzione calorica o la distribuzione dei macronutrienti. Un approccio flessibile e adattabile è fondamentale.

Conclusione

La gestione delle porzioni e la comprensione del bilancio calorico sono componenti essenziali per navigare con successo la dieta chetogenica. Implementando strategie mirate per controllare le dimensioni delle porzioni e mantenere un bilancio calorico appropriato, i lettori possono ottimizzare la loro dieta per la perdita di peso sostenibile e il miglioramento della salute. Nel prossimo segmento, ci sposteremo verso il punto 3.4, dove esploreremo come la pianificazione e la preparazione dei pasti possano facilitare l'adesione alla dieta chetogenica, semplificando la vita quotidiana e garantendo la continuità nel raggiungimento degli obiettivi di salute e benessere.

La pianificazione e la preparazione dei pasti rappresentano un aspetto cruciale della dieta chetogenica, trasformandola da un semplice concetto nutrizionale in uno stile di vita praticabile e piacevole. Il punto 3.4 si dedica a fornire strategie per pianificare e preparare i pasti in modo efficace, assicurando che gli individui possano aderire alla dieta chetogenica senza sentirsi sopraffatti o limitati dalle scelte alimentari.

La Pianificazione dei Pasti nella Dieta Chetogenica

La pianificazione dei pasti è il primo passo verso una transizione senza intoppi verso la dieta chetogenica. Questo processo aiuta a evitare la tentazione di cibi non conformi e garantisce che ogni pasto contribuisca agli obiettivi di macro e calorie giornalieri.

1. Creazione di un Menu Settimanale: Iniziare con la creazione di un menu settimanale che includa tutti i pasti e gli spuntini. Questo aiuta a visualizzare

l'apporto nutrizionale complessivo e a garantire la varietà dei cibi consumati, mantenendo l'interesse e promuovendo un apporto equilibrato di nutrienti.

2. Utilizzo di Ricette Specifiche per la Chetogenica: Sfruttare le numerose risorse disponibili online e in libreria per trovare ricette chetogeniche che soddisfino i gusti personali. Questo non solo aggiunge varietà ma aiuta anche a scoprire nuovi modi per godere degli alimenti chetogenici preferiti.

3. Creazione di una Lista della Spesa: Una volta pianificati i pasti, creare una lista della spesa dettagliata. Questo passaggio riduce il rischio di acquisti impulsivi e assicura che tutti gli ingredienti necessari siano a disposizione per la preparazione dei pasti.

La Preparazione dei Pasti nella Dieta Chetogenica

Con un piano in mano, la preparazione dei pasti diventa il passo successivo per mantenere l'adesione alla dieta chetogenica.

1. Preparazione in Batch: Dedicare alcune ore durante il fine settimana alla preparazione in batch di pasti o componenti di pasti per la settimana. Cucinare in grandi quantità e conservare le porzioni in frigorifero o congelatore può semplificare notevolmente i pasti durante la settimana.

2. Snack Facili e Veloci: Preparare in anticipo snack chetogenici facili e veloci, come mini frittate di verdure, bastoncini di formaggio, o avocado riempito, può aiutare a gestire la fame e mantenere la chetosi senza ricorrere a opzioni meno ideali.

3. Sperimentazione e Flessibilità: Mentre la preparazione dei pasti può semplificare l'adesione alla dieta chetogenica, è importante anche lasciare spazio per la sperimentazione e l'adattamento. Ascoltare il proprio corpo e adattare i pasti in base alle risposte personali può contribuire a

ottimizzare ulteriormente la dieta per i propri obiettivi di salute.

Implementare una strategia solida di pianificazione e preparazione dei pasti non solo rende la dieta chetogenica più gestibile ma aumenta anche le probabilità di successo a lungo termine. Attraverso la pianificazione dei pasti, gli individui possono garantire che la loro dieta rimanga varia, nutriente e allineata con i loro obiettivi di salute e benessere, trasformando la dieta chetogenica in uno stile di vita sostenibile e gratificante.

Man mano che avanziamo, ci concentreremo sul prossimo segmento riguardante strategie specifiche per superare le sfide comuni, come la gestione della fame e delle voglie, essenziale per mantenere la coerenza e ottenere risultati duraturi con la dieta chetogenica.

Superare le sfide comuni come la gestione della fame e delle voglie è essenziale per mantenere l'adesione a lungo termine alla dieta chetogenica. Il punto 3.5 del nostro libro si concentra sul fornire strategie efficaci per affrontare queste sfide, aiutando i lettori a navigare i momenti difficili senza deviare dal loro percorso verso il benessere.

Gestione della Fame

Anche se la dieta chetogenica è nota per aumentare la sazietà grazie all'elevato apporto di grassi, alcuni possono comunque sperimentare momenti di fame, specialmente durante la fase di adattamento iniziale. Ecco come gestirla:

1. Consumo Adeguato di Grassi: I grassi sono fondamentali per la sazietà nella dieta chetogenica. Assicurarsi che ogni pasto contenga una porzione sana di grassi può aiutare a ridurre la fame tra un pasto e l'altro.

2. Idratazione: Spesso, i segnali di fame possono essere confusi con la

disidratazione. Bere un bicchiere d'acqua quando si avverte la fame può aiutare a determinare se si tratta di vera fame o semplicemente di bisogno di idratazione.

3. Fibre Alimentari: Includere verdure a basso contenuto di carboidrati ricche di fibre in ogni pasto può aiutare a migliorare la sazietà. Le fibre aiutano a rallentare la digestione e possono mantenere più a lungo il senso di pienezza.

Gestione delle Voglie

Le voglie, in particolare per cibi ricchi di carboidrati o zuccheri, possono essere una sfida significativa. Ecco alcune strategie per gestirle:

1. Alternative Chetogeniche: Per le voglie di dolci, esplorare ricette per dolci chetogenici che utilizzano dolcificanti a basso contenuto di carboidrati può offrire una soluzione senza compromettere lo stato di chetosi.

2. Distrarsi: Spesso, le voglie sono temporanee e possono essere superate distraendosi con un'attività non alimentare, come fare una passeggiata, leggere un libro o praticare un hobby.

3. Pianificare i Pasti: Avere pasti e spuntini chetogenici pianificati e pronti può ridurre la tentazione di cedere alle voglie, fornendo opzioni salutari e conformi alla dieta a portata di mano.

4. Comprensione delle Triggers Emotive: Riconoscere e affrontare le cause emotive delle voglie può aiutare a sviluppare strategie a lungo termine per gestirle. Tecniche di mindfulness e di gestione dello stress possono essere particolarmente utili.

Importanza del Supporto e della Flessibilità
Affrontare le sfide della dieta chetogenica richiede non solo strategie pratiche ma anche un ambiente di supporto e un approccio flessibile. Condividere esperienze e strategie con una comunità o gruppo di

supporto può offrire consigli utili e motivazione. Inoltre, essere flessibili e permettersi di adattare la dieta alle proprie esigenze e risposte del corpo può migliorare l'adesione e il benessere generale.

Queste strategie per gestire la fame e le voglie rappresentano strumenti fondamentali nel kit di chiunque segua la dieta chetogenica. Man mano che ci avviciniamo al punto 4.1, passeremo ad esplorare come incorporare l'esercizio fisico in una routine chetogenica, un aspetto cruciale per massimizzare i benefici per la salute e sostenere la perdita di peso. Questo approccio integrato, che combina una nutrizione adeguata con l'attività fisica, pone le basi per un successo duraturo e un miglioramento complessivo della qualità della vita.

Capitolo 4: Ricette Chetogeniche per Iniziare

Integrare l'esercizio fisico nella dieta chetogenica non solo potenzia la perdita di peso ma contribuisce anche a migliorare la salute generale, la forza e il benessere. Il punto 4.1 del nostro libro si dedica a esplorare come l'attività fisica, adeguatamente selezionata e programmata, possa essere armonizzata con una dieta chetogenica per ottimizzare i risultati e sostenere uno stile di vita attivo e sano.

L'Importanza dell'Esercizio nella Dieta Chetogenica

Anche se la dieta chetogenica può indurre perdita di peso e miglioramenti metabolici da sola, l'esercizio fisico introduce benefici aggiuntivi, tra cui l'aumento del dispendio energetico, il miglioramento della composizione corporea, e il potenziamento della capacità del corpo di utilizzare i grassi come fonte di energia. L'esercizio fisico può anche aiutare a mitigare alcuni degli effetti collaterali iniziali della transizione alla chetosi, migliorando l'energia e il benessere generale.

Tipi di Esercizio Raccomandati

1. Allenamento di Resistenza: L'allenamento con pesi o esercizi di resistenza è particolarmente vantaggioso per chi segue una dieta chetogenica, poiché aiuta a preservare la massa muscolare magra durante la perdita di peso. La costruzione muscolare è essenziale, poiché i muscoli sono metabolicamente attivi e possono aumentare il tasso metabolico basale.

2. Esercizio Aerobico: Attività come camminare, correre, nuotare o andare in bicicletta aiutano a bruciare i grassi e migliorare la salute cardiovascolare. Sulla dieta chetogenica, il corpo diventa più

efficiente nel bruciare i grassi per l'energia, rendendo l'esercizio aerobico un complemento efficace.

3. Allenamento ad Alta Intensità Interval Training (HIIT): Gli allenamenti HIIT consistono in brevi esplosioni di attività ad alta intensità seguite da periodi di riposo o attività a bassa intensità. Questo tipo di esercizio può essere particolarmente efficace in una dieta chetogenica, poiché può massimizzare la combustione dei grassi in brevi periodi di tempo.

Programmazione dell'Esercizio con la Dieta Chetogenica

Quando si integra l'esercizio fisico con la dieta chetogenica, è importante considerare la programmazione per massimizzare sia la performance che i benefici metabolici.

1. Ascoltare il Proprio Corpo: Nelle prime fasi della dieta chetogenica, alcuni possono sperimentare una diminuzione temporanea

dell'energia o della capacità di esercizio. È importante ascoltare il proprio corpo e adattare l'intensità dell'esercizio durante questo periodo di adattamento.

2. Tempismo dei Nutrienti: Per coloro che partecipano a esercizi intensi o di resistenza, può essere utile consumare una maggiore percentuale dei carboidrati giornalieri prima o dopo l'esercizio per ottimizzare la performance e il recupero, rimanendo comunque entro i limiti che permettono di mantenere lo stato di chetosi.

3. Regolarità e Varietà: Mantenere una routine regolare di esercizi, variando tra resistenza, aerobico, e HIIT, può prevenire la stasi nella perdita di peso e migliorare la salute complessiva.

Incorporare l'esercizio fisico nella dieta chetogenica offre un approccio olistico al miglioramento della salute e alla perdita di peso. Questa sinergia non solo accelera i risultati ma promuove anche uno stile di vita sostenibile e arricchente. Proseguendo, il punto 4.2 approfondirà come integrare specificamente l'esercizio fisico nel piano di dimagrimento chetogenico, garantendo che i lettori possano sviluppare una routine bilanciata che supporti i loro obiettivi di salute a lungo termine.

L'integrazione dell'esercizio fisico in un piano di dimagrimento chetogenico non solo potenzia la perdita di peso ma contribuisce anche al benessere complessivo, alla forza, e alla vitalità. Il punto 4.2 si dedica a esplorare come incorporare strategicamente l'attività fisica nella dieta chetogenica per massimizzare i benefici di entrambi, creando una sinergia che accelera il raggiungimento degli obiettivi di salute e fitness.

Sviluppare una Routine di Esercizio Equilibrata

Per incorporare efficacemente l'esercizio fisico nel piano di dimagrimento chetogenico, è cruciale sviluppare una routine equilibrata che comprenda una varietà di attività. Questa dovrebbe bilanciare l'allenamento di resistenza, l'esercizio aerobico e la flessibilità, assicurando che il corpo riceva una stimolazione completa per la salute del cuore, la forza muscolare e la mobilità.

1. Identificare gli Obiettivi di Fitness: Prima di tutto, chiarire gli obiettivi di fitness personale. Che si tratti di perdere peso, costruire muscoli, migliorare la resistenza o una combinazione di questi, gli obiettivi influenzeranno il tipo e l'intensità dell'esercizio raccomandato.

2. Iniziare Gradualmente: Per chi è nuovo all'esercizio o ritorna dopo una pausa, è vitale iniziare gradualmente per costruire la forza e l'endurance senza sovraccaricare il corpo. Questo è particolarmente importante nella dieta chetogenica, dove il corpo può richiedere tempo per adattarsi all'uso dei grassi come principale fonte di energia.

3. Bilanciare Tipi di Esercizio: Incorporare una combinazione di allenamento di resistenza (come sollevamento pesi o esercizi con il proprio peso corporeo), esercizi cardiovascolari (come corsa, nuoto, ciclismo) e attività per la flessibilità (come lo yoga o il pilates). Questo approccio bilanciato non solo promuove la perdita di peso ma contribuisce anche alla salute generale e alla prevenzione delle lesioni.

Ottimizzazione della Performance e del Recupero

L'ottimizzazione della performance e del recupero è fondamentale per massimizzare i benefici dell'esercizio fisico all'interno di un regime chetogenico.

1. Nutrizione Pre e Post-Allenamento: Anche se la dieta chetogenica limita i carboidrati, piccole quantità targettizzate possono essere utilizzate efficacemente intorno agli allenamenti per sostenere la performance e il recupero. Gli alimenti che

contengono trigliceridi a catena media (MCT) possono essere particolarmente utili per fornire una fonte di energia rapidamente disponibile.

2. Idratazione e Elettroliti: Mantenere un'adeguata idratazione e bilancio elettrolitico è cruciale, soprattutto in una dieta chetogenica, dove c'è un aumento della diuresi. Questo è particolarmente importante durante l'esercizio, quando il fabbisogno di liquidi e elettroliti del corpo aumenta.

3. Ascoltare il Corpo: È importante monitorare come il corpo risponde all'esercizio durante la dieta chetogenica e essere pronti a regolare l'intensità e la durata dell'attività fisica in base alla propria energia e capacità di recupero.

Integrare l'esercizio fisico in un piano di dimagrimento chetogenico rappresenta un approccio olistico al miglioramento della salute. Facendo attenzione a sviluppare una routine equilibrata, ottimizzando la nutrizione e l'idratazione, e ascoltando le risposte del proprio corpo, è possibile creare un regime che non solo supporta la perdita di peso ma promuove anche una salute ottimale e un benessere duraturo.

Procedendo al punto 4.3, ci concentreremo sulle specifiche strategie per integrare l'esercizio fisico nel piano di dimagrimento, esaminando come le diverse forme di attività possono essere adattate per soddisfare le esigenze individuali all'interno del contesto della dieta chetogenica. Questo approccio personalizzato non solo assicura che l'attività fisica sia sia sostenibile che efficace ma aiuta anche a prevenire il rischio di lesioni, aumentando la probabilità di mantenere un impegno a lungo termine verso l'esercizio fisico.

Integrare l'esercizio fisico in un regime di dieta chetogenica richiede una comprensione profonda di come le diverse forme di attività influenzano il corpo in stato di chetosi e come queste possono essere adattate per massimizzare sia la perdita di peso che il miglioramento della salute generale. Il punto 4.3 del libro mira a esplorare strategie personalizzate per l'integrazione dell'esercizio, tenendo conto delle esigenze e degli obiettivi individuali, nonché delle sfide uniche presentate dalla dieta chetogenica.

Strategie per l'Integrazione dell'Esercizio
Adattare l'Approccio in Base alla Fase della Dieta: La capacità di esercitarsi e i tipi di esercizio più adatti possono variare nelle diverse fasi della dieta chetogenica. Nelle fasi iniziali, mentre il corpo si sta adattando alla chetosi, potrebbe essere saggio privilegiare esercizi a bassa intensità, come il cammino o lo yoga, che non richiedono una grande quantità di glicogeno. Man mano che il corpo diventa più efficiente nel bruciare i grassi per energia, si può gradualmente introdurre esercizio fisico più intenso.

Personalizzare in Base al Livello di Fitness e agli Obiettivi: La personalizzazione è la chiave per incorporare con successo l'esercizio in una dieta chetogenica. Per i principianti, l'enfasi dovrebbe essere posta sull'incremento graduale dell'attività fisica per evitare sovraccarico e lesioni. Coloro che hanno un livello di fitness più avanzato possono sperimentare con allenamenti ad alta intensità e di resistenza, monitorando attentamente le risposte del proprio corpo e l'assunzione di nutrienti per ottimizzare la performance e il recupero.

Bilanciare Intensità e Riposo: Mentre l'esercizio fisico è un componente essenziale del miglioramento della salute e della perdita di peso, il riposo e il recupero giocano un ruolo altrettanto importante, specialmente in una dieta chetogenica. Assicurarsi un adeguato riposo tra le sessioni di allenamento e incorporare pratiche di recupero, come lo stretching e la mindfulness, può aiutare a prevenire l'affaticamento e a sostenere la salute a lungo termine.

Nutrizione e Idratazione Mirate: Per coloro che si impegnano in esercizi regolari, adeguare l'assunzione di nutrienti e l'idratazione per sostenere l'attività fisica è cruciale. Ciò può includere la pianificazione strategica di pasti e spuntini chetogenici per garantire che il corpo riceva l'energia necessaria per l'esercizio e il recupero. Inoltre, mantenere un'adeguata idratazione e l'equilibrio elettrolitico è vitale per prevenire la fatica e migliorare la performance.

Implementazione Pratica

La chiave per integrare efficacemente l'esercizio nella dieta chetogenica risiede nell'implementazione pratica di queste strategie. Questo include:

Stabilire routine di esercizio regolari che si adattino al proprio stile di vita.

Ascoltare il proprio corpo e fare aggiustamenti al regime di esercizio in base alle proprie risposte.
Utilizzare un diario alimentare e di attività fisica per monitorare progressi, sfide e come varie forme di esercizio influenzano il benessere e la chetosi.
Man mano che si procede verso il punto 4.4, l'attenzione si sposterà sulle modalità specifiche per ottimizzare le prestazioni atletiche attraverso la dieta chetogenica, esplorando come l'adattamento alla chetosi può migliorare la resistenza, la forza e il recupero, e fornendo consigli pratici per atleti e individui attivi che desiderano massimizzare i benefici dell'esercizio fisico mentre seguono un regime chetogenico.

Nell'ambito di una dieta chetogenica, ottimizzare le prestazioni atletiche richiede un'attenta considerazione di come l'assunzione di nutrienti, il tempismo dei pasti e la programmazione dell'esercizio fisico influenzano l'energia, la resistenza e il recupero. Il punto 4.4 si dedica a esaminare le strategie per atleti e individui attivi che cercano di massimizzare i benefici dell'esercizio fisico mentre seguono un regime chetogenico, evidenziando come un approccio personalizzato possa migliorare significativamente le prestazioni e il benessere generale.

Adattamento alla Chetosi per le Prestazioni Atletiche

Adattamento Metabolico: Un aspetto cruciale per gli atleti sulla dieta chetogenica è l'adattamento metabolico, che consente al corpo di passare efficientemente all'uso dei grassi come principale fonte di energia. Questo processo può richiedere diverse settimane e durante questa fase di adattamento, è possibile che si verifichi una temporanea diminuzione delle prestazioni atletiche. Tuttavia, una volta completato l'adattamento, molti atleti riferiscono un aumento della resistenza e una migliore gestione dell'energia.

Bilanciamento dei Macronutrienti: Per ottimizzare le prestazioni, è fondamentale bilanciare attentamente l'assunzione di grassi, proteine e carboidrati. Le proteine sono essenziali per la riparazione e la costruzione muscolare, mentre i grassi forniscono una fonte di energia densa. I carboidrati, sebbene limitati, possono essere strategicamente utilizzati intorno agli allenamenti per fornire un rapido aumento dell'energia senza compromettere lo stato di chetosi.

Strategie Nutrizionali per l'Ottimizzazione delle Prestazioni

Timing Nutrizionale: Il tempismo dei pasti gioca un ruolo significativo nell'ottimizzazione delle prestazioni atletiche. Consumare un pasto ricco di grassi e proteine 1-2 ore prima dell'allenamento può fornire l'energia necessaria per sessioni di esercizio prolungate. Analogamente, un pasto post-allenamento contenente proteine aiuterà il recupero muscolare senza influire negativamente sulla chetosi.

Integrazione Strategica: Integratori come i sali di chetone, la creatina e gli aminoacidi a catena ramificata (BCAA) possono sostenere le prestazioni atletiche e il recupero. Gli elettroliti, in particolare, sono vitali per prevenire la disidratazione e gli squilibri elettrolitici che possono verificarsi con l'esercizio intenso e la dieta chetogenica.

Gestione dell'Energia e del Recupero

Energia Sostenuta: Una delle principali vantaggi dell'esercizio in stato di chetosi è la capacità di attingere a una fonte di energia quasi illimitata: le riserve di grasso corporeo. Questo può tradursi in una resistenza migliorata, con meno bisogno di ricarica durante le attività di lunga durata.

Recupero Ottimizzato: Il recupero è altrettanto importante delle prestazioni stesse. La dieta chetogenica può ridurre l'infiammazione e migliorare il recupero muscolare. Assicurare un'adeguata assunzione di proteine e grassi, insieme alla gestione dello stress e un sonno di qualità, può accelerare il recupero e migliorare la resilienza.

Incorporando queste strategie, atleti e individui attivi possono non solo adattarsi con successo alla dieta chetogenica ma anche sfruttarla per migliorare le prestazioni atletiche e il recupero. Nel prossimo segmento, 4.5, esploreremo come prevenire le lesioni e gestire la fatica nell'ambito di una routine di esercizio fisico chetogenica, assicurando che gli atleti possano mantenere un alto livello di attività in modo sicuro e sostenibile.

L'adozione di un regime di esercizio fisico mentre si segue una dieta chetogenica implica una serie di sfide uniche, tra cui la gestione della fatica e la prevenzione delle lesioni. Il punto 4.5 mira a fornire strategie concrete per affrontare questi aspetti critici, consentendo agli atleti e agli individui attivi di massimizzare i benefici dell'esercizio mantenendo allo stesso tempo la loro integrità fisica e il loro benessere generale.

Prevenzione delle Lesioni

La prevenzione delle lesioni è fondamentale per mantenere la continuità e il successo di qualsiasi programma di esercizio, soprattutto per coloro che seguono una dieta chetogenica, dato che il processo di adattamento iniziale può influenzare l'equilibrio elettrolitico e l'idratazione, fattori entrambi importanti per la prevenzione delle lesioni.

1. Adeguata Idratazione ed Elettroliti: Mantenere un'adeguata idratazione e bilanciare gli elettroliti sono fondamentali per prevenire crampi muscolari e altri problemi che potrebbero portare a lesioni. La supplementazione con sali minerali, come sodio, potassio e magnesio, può essere particolarmente utile.

2. Riscaldamento e Defaticamento: Incorporare sessioni di riscaldamento prima e di defaticamento dopo l'attività fisica aiuta a preparare il corpo per l'esercizio e a recuperare adeguatamente, riducendo il rischio di lesioni. Questi possono includere stretching dinamico, camminata leggera o esercizi di mobilità.

3. Incremento Graduale dell'Intensità: È cruciale aumentare gradualmente l'intensità e la durata dell'esercizio, specialmente se si è nuovi alla dieta chetogenica o all'attività fisica. Questo approccio graduale permette al corpo di adattarsi senza sovraccarico, minimizzando il rischio di lesioni.

Gestione della Fatica

La fatica può essere una sfida significativa, soprattutto durante le fasi iniziali della dieta chetogenica, quando il corpo si sta adattando a utilizzare i grassi come principale fonte di energia. Tuttavia, ci sono modi efficaci per gestire e persino sfruttare questa fase per migliorare le prestazioni a lungo termine.

1. Ascolto del Corpo: Prestare attenzione ai segnali del proprio corpo e adeguare l'intensità dell'esercizio di conseguenza è essenziale per prevenire l'esaurimento. Se si avverte eccessiva fatica, potrebbe essere necessario ridurre temporaneamente l'intensità o la durata dell'esercizio.

2. Nutrizione e Recupero: Assicurarsi che la dieta fornisca abbastanza calorie e nutrienti per sostenere l'attività fisica è cruciale per gestire la fatica. Allo stesso modo, incoraggiare il recupero attraverso un sonno adeguato, la gestione dello stress e tecniche di rilassamento può aiutare a combattere la fatica e migliorare le prestazioni.

3. Adattamenti Strategici: Per alcuni, piccoli aggiustamenti nella dieta, come incrementare leggermente l'assunzione di

carboidrati nei giorni di allenamento intenso, possono aiutare a gestire meglio la fatica senza compromettere i benefici della chetosi. Questo approccio, noto come "ciclizzazione dei carboidrati", richiede un monitoraggio attento per garantire che si rimanga in stato di chetosi.

Implementando queste strategie per prevenire le lesioni e gestire la fatica, gli individui possono non solo mantenere la loro attività fisica durante la dieta chetogenica ma anche migliorare la loro salute complessiva, la forza e le prestazioni atletiche. Man mano che ci avviciniamo al punto 5.1, esploreremo ulteriormente come integrare gli integratori nella dieta chetogenica per sostenere sia l'esercizio fisico che il benessere generale, fornendo una guida completa per ottimizzare la nutrizione e massimizzare i risultati.

Capitolo 5: Superare le Sfide Comuni

L'integrazione di supplementi nella dieta chetogenica può svolgere un ruolo cruciale nel supportare non solo l'attività fisica e la performance ma anche nel garantire un apporto equilibrato di nutrienti essenziali, migliorando così il benessere generale. Il punto 5.1 si concentra sull'esplorazione degli integratori più efficaci per chi segue la dieta chetogenica, evidenziando come possono aiutare a ottimizzare la salute, la perdita di peso e le prestazioni atletiche.

Integratori Chiave nella Dieta Chetogenica

1. Sali di Elettroliti: La transizione alla chetosi può causare una diminuzione dei livelli di elettroliti nel corpo, dato che il minor contenuto di glicogeno porta a una ridotta ritenzione idrica e, di conseguenza, a una perdita di elettroliti attraverso l'urina. Integratori di sodio, potassio e magnesio

possono aiutare a prevenire crampi, affaticamento e altri sintomi associati alla carenza di elettroliti.

2. Olio di Pesce e Omega-3: Gli acidi grassi Omega-3, presenti in integratori come l'olio di pesce, sono noti per i loro benefici anti-infiammatori e per la salute cardiovascolare. Essi possono essere particolarmente utili nella dieta chetogenica per bilanciare l'apporto di grassi e sostenere la salute del cuore.

3. MCT (Trigliceridi a Catena Media): L'olio MCT è un integratore popolare nella dieta chetogenica perché può essere rapidamente convertito in chetoni dal fegato, fornendo una fonte di energia prontamente disponibile che può aiutare a migliorare la performance cognitiva e fisica.

4. Fibra: Considerando che l'assunzione di carboidrati nella dieta chetogenica è limitata, ottenere abbastanza fibra può essere una sfida. Gli integratori di fibra

possono aiutare a mantenere la salute digestiva, prevenire la stitichezza e migliorare la sazietà.

5. Vitamine e Minerali: Anche se una dieta chetogenica ben pianificata dovrebbe fornire la maggior parte dei nutrienti necessari, alcuni individui potrebbero beneficiare di integratori multivitaminici/minerali per assicurarsi di soddisfare le raccomandazioni nutrizionali, specialmente per vitamine come D e B, e minerali come lo zinco e il selenio.

Considerazioni per l'Uso degli Integratori
1. Individualizzazione: La scelta e il dosaggio degli integratori dovrebbero essere personalizzati in base alle esigenze individuali, agli obiettivi di salute e alla dieta specifica. Ad esempio, atleti e persone molto attive potrebbero avere esigenze maggiori di elettroliti e proteine.

2. Qualità e Sicurezza: Selezionare integratori di alta qualità da fonti affidabili è

fondamentale per garantire sicurezza ed efficacia. È consigliabile ricercare e, se possibile, consultare un professionista sanitario prima di aggiungere nuovi integratori alla propria routine.

3. Monitoraggio e Adattamento: L'uso di integratori dovrebbe essere monitorato e adattato nel tempo in base alla risposta individuale e ai cambiamenti nella dieta o nell'attività fisica. Alcuni integratori potrebbero essere necessari solo temporaneamente, durante la fase di adattamento iniziale alla dieta chetogenica, mentre altri potrebbero essere utili come supporto a lungo termine.

Gli integratori possono svolgere un ruolo prezioso nel sostenere la dieta chetogenica, migliorando l'adattamento metabolico, la performance atletica e il benessere complessivo. Man mano che procediamo verso il punto 5.2, esamineremo come storie di successo e studi di caso possano fornire ulteriori insight e motivazione per coloro che seguono la dieta chetogenica, arricchendo la comprensione pratica degli approcci dietetici e dell'integrazione per massimizzare i risultati.

Il punto 5.2 si immerge nelle storie di successo e negli studi di caso che illuminano il percorso di coloro che hanno seguito la dieta chetogenica, evidenziando come diverse strategie, sfide superate e risultati raggiunti possano servire da ispirazione e guida per altri. Queste narrazioni non solo mostrano l'efficacia della dieta chetogenica nel promuovere la perdita di peso e migliorare la salute, ma offrono anche preziose lezioni su come adattare e ottimizzare la dieta per le esigenze individuali.

Storie di Successo nella Perdita di Peso

Le storie di individui che hanno raggiunto significativi traguardi di perdita di peso seguendo la dieta chetogenica spesso condividono temi comuni di persistenza, adattamento e scoperta personale. Queste narrazioni sottolineano l'importanza di:

Personalizzare la Dieta: Adattare le proporzioni di macronutrienti, gli alimenti consumati e il timing dei pasti alle proprie esigenze metaboliche, preferenze e stile di vita.

Superare le Sfide: Affrontare e superare ostacoli comuni, come la "cheto-influenza", le tentazioni alimentari e i plateau di perdita di peso, attraverso strategie mirate e supporto comunitario.

Celebrazione dei Progressi: Riconoscere e celebrare i traguardi raggiunti, non solo in termini di perdita di peso, ma anche di miglioramenti nella salute, energia e benessere complessivo.

Studi di Caso sulla Salute e il Benessere

Oltre alla perdita di peso, molti studi di caso evidenziano miglioramenti in vari aspetti della salute e del benessere, inclusi il controllo della glicemia nei diabetici, la riduzione dei fattori di rischio cardiovascolari e il miglioramento dei marcatori della salute mentale. Questi esempi forniscono:

Evidenze del Potenziale Terapeutico: Documentano come la dieta chetogenica possa servire come strumento terapeutico per condizioni specifiche, offrendo una prospettiva alternativa al trattamento convenzionale.
Approcci Personalizzati al Benessere: Mostrano l'importanza di considerare la dieta chetogenica parte di un approccio olistico al benessere, che può includere esercizio fisico, gestione dello stress e adeguato riposo.
Lezioni Apprese e Consigli Pratici
Le storie di successo e gli studi di caso offrono non solo motivazione ma anche lezioni pratiche su come navigare la dieta chetogenica con successo, tra cui:
L'Importanza del Monitoraggio e dell'Adattamento: Mantenere un diario alimentare e monitorare i progressi per adattare la dieta in base ai risultati ottenuti e alle sensazioni personali.

La Valutazione del Ruolo degli Integratori: Determinare quando e quali integratori possono sostenere gli obiettivi di salute e fitness personali.
Strategie per la Gestione delle Voglie e della Fame: Condividere trucchi e consigli per gestire le voglie e mantenere l'aderenza alla dieta nel lungo termine.
Queste storie e studi non solo evidenziano la diversità delle esperienze con la dieta chetogenica ma anche il potenziale di trasformazione personale che può derivare dall'adozione di questo approccio nutrizionale. Nel passaggio al punto 5.3, ci concentreremo su come mantenere i benefici ottenuti con la dieta chetogenica a lungo termine, esplorando strategie per sostenere un cambiamento duraturo nello stile di vita e nella salute.

Il mantenimento dei benefici ottenuti attraverso la dieta chetogenica nel lungo termine è tanto una questione di sostenibilità dello stile di vita quanto di aderenza alla dieta. Il punto 5.3 del nostro libro si impegna a esplorare strategie per sostenere e perpetuare i cambiamenti positivi realizzati, assicurando che le trasformazioni nel peso, nella salute e nel benessere generale non siano semplicemente temporanee ma diventino parte integrante di uno stile di vita duraturo e arricchente.

Strategie per il Mantenimento a Lungo Termine

Adattamento Flessibile della Dieta: Una volta raggiunti gli obiettivi iniziali di perdita di peso o miglioramento della salute, molti trovano beneficio nell'adattare la dieta chetogenica per renderla più gestibile a lungo termine. Questo può includere l'introduzione flessibile di più carboidrati netti nella dieta, specialmente da fonti nutrienti come verdure a radice a basso indice glicemico e frutti a basso contenuto di zucchero, sempre monitorando gli effetti su peso, energia e marcatori di salute.

Incorporazione Regolare dell'Esercizio Fisico: L'attività fisica regolare rimane un pilastro per mantenere i benefici della dieta chetogenica. Trovare forme di esercizio che si amano e che si possono sostenere nel tempo aiuta a promuovere la salute cardiaca, la gestione del peso e il benessere psicologico, amplificando gli effetti positivi della dieta.

Focus sulla Qualità Alimentare: Concentrarsi sulla qualità degli alimenti consumati—privilegiando cibi integrali, minimamente processati e ricchi di nutrienti—aiuta a sostenere la salute metabolica e generale. Questo approccio garantisce che il corpo riceva un'ampia gamma di vitamine, minerali e altri composti bioattivi necessari per il mantenimento della salute.

Gestione dello Stress e Miglioramento del Sonno: Tecniche efficaci di gestione dello stress e pratiche di igiene del sonno possono migliorare significativamente la qualità della vita e aiutare a mantenere i benefici a lungo termine della dieta chetogenica. Lo stress cronico e il sonno scarso possono influenzare negativamente la salute metabolica e il peso, rendendo queste pratiche componenti essenziali di uno stile di vita sostenibile.

Supporto Comunitario e Rete Sociale: Costruire o far parte di una comunità di supporto che condivide obiettivi simili può fornire un incentivo continuo, nonché una fonte di consigli pratici, ricette e strategie di coping. Il supporto sociale è spesso un fattore chiave nel mantenimento di cambiamenti significativi nello stile di vita.

Riflessioni Finali

Il passaggio da una fase di perdita di peso o miglioramento della salute intensivi a una di mantenimento a lungo termine richiede un cambio di mentalità, da un approccio focalizzato sugli obiettivi a uno incentrato sulle abitudini quotidiane sostenibili. Riconoscere che la dieta chetogenica può evolvere in uno stile di vita piuttosto che rimanere un regime rigido aiuta gli individui a fare scelte alimentari e di stile di vita che sostengono il loro benessere complessivo nel tempo.

Man mano che procediamo verso il punto 5.4, esploreremo ulteriormente le considerazioni per estendere i benefici della dieta chetogenica oltre la semplice perdita di peso, indagando su come questo approccio nutrizionale possa essere utilizzato per migliorare la longevità, la funzione cognitiva e la qualità della vita complessiva. Questa esplorazione aiuterà i lettori a comprendere appieno il potenziale di trasformazione della dieta chetogenica quando viene integrata in modo riflessivo e sostenibile nel tessuto della vita quotidiana.

Estendere i benefici della dieta chetogenica oltre la perdita di peso implica esplorare il suo impatto sulla longevità, sulla funzione cognitiva e sulla qualità della vita. Il punto 5.4 del nostro libro si concentra su come l'adozione di un approccio chetogenico possa contribuire a una vita più lunga e salutare, migliorando al contempo le capacità mentali e il benessere generale. Questa sezione esamina le ricerche e le teorie che sostengono l'uso della dieta chetogenica come strumento per raggiungere questi obiettivi più ampi.

Longevità e Salute Metabolica

Studi suggeriscono che la dieta chetogenica può avere effetti positivi sulla longevità, influenzando fattori come il peso corporeo, l'infiammazione e la sensibilità all'insulina. Riducendo l'apporto di carboidrati, la dieta chetogenica può contribuire a migliorare il profilo metabolico, riducendo il rischio di malattie correlate all'età come il diabete di tipo 2, le malattie cardiovascolari e alcune forme di cancro.

Riduzione dell'Infiammazione: La dieta chetogenica può ridurre l'infiammazione sistemica, un fattore contribuente a molte malattie croniche. Gli acidi grassi omega-3, spesso enfatizzati in una dieta chetogenica ben pianificata, svolgono un ruolo chiave nella riduzione dell'infiammazione.

Miglioramento della Sensibilità all'Insulina: La limitazione dell'assunzione di carboidrati previene le elevate fluttuazioni glicemiche, migliorando la sensibilità all'insulina e riducendo il rischio di sviluppare resistenza all'insulina, un precursore del diabete di tipo 2.

Funzione Cognitiva
La dieta chetogenica è stata inizialmente sviluppata per trattare l'epilessia resistente ai farmaci, suggerendo un legame significativo tra l'alimentazione e la funzione cerebrale. La ricerca attuale sta esplorando come la dieta chetogenica possa sostenere la funzione cognitiva e potenzialmente rallentare il declino cognitivo associato all'età.

Energia Alternativa per il Cervello: I corpi chetonici forniscono una fonte di energia alternativa per il cervello, che può migliorare la funzione cognitiva e offrire protezione contro le malattie neurodegenerative.

Riduzione dello Stress Ossidativo: La dieta chetogenica può ridurre lo stress ossidativo, un fattore che contribuisce al deterioramento cognitivo. La capacità dei corpi chetonici di attraversare la barriera emato-encefalica permette loro di avere un effetto neuroprotettivo diretto.

Qualità della Vita
Al di là dei benefici fisici, la dieta chetogenica può influenzare positivamente la qualità della vita. Migliorando aspetti come l'energia, il sonno e il benessere emotivo, gli individui possono sperimentare un aumento generale del benessere.

Miglioramento dell'Energia e del Benessere: Molti seguaci della dieta chetogenica riportano un aumento dei livelli di energia e una diminuzione dei picchi e dei cali energetici durante il giorno, contribuendo a un maggiore senso di benessere.

Supporto al Sonno di Qualità: Le modifiche alla dieta possono influenzare la qualità del sonno. Alcuni trovano che la dieta chetogenica aiuta a regolare i ritmi circadiani, migliorando la qualità del sonno e, di conseguenza, il benessere generale.

Estendere i benefici della dieta chetogenica oltre la perdita di peso apre la porta a un approccio più olistico alla salute e al benessere. Esaminando l'impatto della dieta sulla longevità, sulla funzione cognitiva e sulla qualità della vita, diventa chiaro che i vantaggi di questo regime alimentare possono essere vasti e vari. Proseguendo verso il punto 5.5, esploreremo ulteriormente come la dieta chetogenica può essere integrata in un approccio olistico al benessere, concentrando l'attenzione su come le modifiche allo stile di vita, in aggiunta alla nutrizione, possono potenziare ulteriormente la salute e la longevità. Questa esplorazione ci permetterà di vedere la dieta chetogenica non solo come una serie di restrizioni alimentari, ma come parte di una filosofia di vita più ampia che abbraccia il benessere complessivo.

Integrare la dieta chetogenica in un approccio olistico al benessere significa guardare oltre l'alimentazione per includere fattori che contribuiscono alla salute mentale, emotiva e fisica. Il punto 5.5 del libro si immerge in come un'ampia varietà di pratiche di stile di vita, quando abbinate alla dieta chetogenica, possono rafforzare e arricchire il percorso verso il benessere completo.

Benessere Mentale ed Emotivo

Il benessere mentale ed emotivo è un pilastro fondamentale della salute olistica. La dieta chetogenica, riducendo le fluttuazioni glicemiche, può contribuire a stabilizzare l'umore e migliorare la concentrazione. Tuttavia, per un approccio olistico, è cruciale integrare pratiche che supportano direttamente la salute mentale:

Mindfulness e Meditazione: Pratiche regolari di mindfulness e meditazione possono ridurre lo stress, l'ansia e migliorare la qualità del sonno, amplificando i benefici della dieta chetogenica sulla salute mentale.
Connessioni Sociali: Mantenere connessioni sociali significative supporta il benessere emotivo, offrendo una rete di supporto per condividere successi, sfide e scoperte lungo il percorso chetogenico.
Attività Fisica Come Complemento
L'esercizio fisico regolare complementa la dieta chetogenica, migliorando la composizione corporea, la funzione cardiaca e la resistenza. La chiave è trovare attività che non solo supportino gli obiettivi fisici ma che offrano anche piacere e soddisfazione personale:

Variazione dell'Attività: Combinare diversi tipi di attività, come l'allenamento di forza,

l'esercizio cardiovascolare e la pratica della flessibilità, assicura un approccio bilanciato che può prevenire la monotonia e promuovere un impegno a lungo termine.
Esercizio all'Aperto: Attività all'aperto, come escursioni, ciclismo o giardinaggio, possono offrire benefici aggiuntivi legati all'esposizione alla natura, noti per migliorare l'umore e ridurre lo stress.
Gestione del Sonno e dello Stress
Un riposo adeguato e la gestione dello stress sono essenziali per ottimizzare i benefici di una dieta chetogenica sul benessere complessivo:

Igiene del Sonno: Pratiche di buona igiene del sonno, come stabilire una routine serale rilassante e ridurre l'esposizione alla luce blu prima di coricarsi, possono migliorare la qualità del sonno, essenziale per la riparazione e la rigenerazione del corpo.
Tecniche di Riduzione dello Stress: Tecniche come il respiro profondo, lo yoga o il tai chi possono aiutare a gestire lo stress

quotidiano, migliorando la resilienza mentale ed emotiva.

Sostenibilità e Connettività Ambientale

Riconoscere il legame tra benessere personale e salute ambientale può arricchire ulteriormente l'approccio chetogenico, promuovendo scelte alimentari sostenibili e una maggiore connessione con l'ambiente:

Alimentazione Consapevole: Scegliere alimenti prodotti in modo sostenibile e etico non solo supporta la salute ambientale ma può anche contribuire a un senso di benessere e connessione con il mondo naturale.

Riduzione degli Sprechi Alimentari: Integrare pratiche per ridurre gli sprechi alimentari, come il compostaggio e la pianificazione attenta dei pasti, riflette un impegno verso la sostenibilità e la responsabilità ambientale.

Adottare un approccio olistico che includa dieta chetogenica, esercizio fisico, gestione del sonno e dello stress, e una connessione consapevole con l'ambiente e la comunità può trasformare la ricerca del benessere in un viaggio ricco e multifacettato. Procedendo verso il punto 6.1, esploreremo come navigare e adattare la dieta chetogenica in vari contesti della vita, affrontando sfide comuni come viaggi, occasioni sociali e cambiamenti nello stile di vita. Questo approccio permette di mantenere la flessibilità e l'aderenza alla dieta chetogenica, assicurando che il percorso verso il benessere rimanga sostenibile e gratificante nel lungo termine.

Capitolo 6: Fitness e Dieta Chetogenica

Il passaggio alla dieta chetogenica può rappresentare una svolta significativa nello stile di vita e nella gestione della salute personale. Tuttavia, come per qualsiasi cambiamento sostanziale, emergono inevitabilmente sfide e ostacoli lungo il percorso. Il punto 6.1 si concentra sul fornire strategie e consigli per affrontare e superare gli ostacoli comuni incontrati durante l'adozione e il mantenimento della dieta chetogenica, assicurando così che gli individui possano rimanere fedeli al loro impegno verso il benessere e la salute ottimale.

Identificazione e Superamento degli Ostacoli Comuni

Gestione della "Cheto-Influenza": Uno degli ostacoli iniziali più comuni per chi inizia la dieta chetogenica è la cosiddetta "cheto-influenza", caratterizzata da stanchezza, mal di testa e irritabilità, sintomi che risultano dalla transizione del corpo a un metabolismo basato sui grassi. Per mitigare questi sintomi, è essenziale mantenere un'adeguata idratazione, aumentare l'assunzione di elettroliti e potenzialmente iniziare con una riduzione graduale dei carboidrati, piuttosto che un taglio drastico.

Navigazione in Ambiti Sociali e Familiari: Le occasioni sociali, i pasti di famiglia e le uscite con gli amici possono presentare tentazioni e pressioni che mettono alla prova l'adesione alla dieta. Preparare in anticipo, comunicare le proprie esigenze nutrizionali e suggerire alternative chetogeniche compatibili sono strategie chiave per gestire queste situazioni senza compromettere il proprio percorso dietetico.

Superamento dei Plateau di Perdita di Peso: Molti seguaci della dieta chetogenica possono sperimentare periodi di stallo nella perdita di peso. Rivedere e aggiustare le proporzioni di macronutrienti, incrementare l'attività fisica e assicurarsi un riposo adeguato possono aiutare a superare questi plateau e rilanciare il progresso verso gli obiettivi di peso.

Mantenimento della Motivazione: Mantenere la motivazione a lungo termine può essere difficile, specialmente di fronte a sfide o risultati più lenti del previsto. Stabilire obiettivi chiari, celebrare i successi, anche i più piccoli, e cercare supporto in comunità di persone che seguono un percorso simile possono fornire incentivi continui e rinnovati.

Strategie di Supporto e Adattamento

Ricerca e Educazione Continua: Approfondire la comprensione della dieta chetogenica, dei suoi principi e dei benefici per la salute attraverso libri, articoli scientifici e altre risorse affidabili può rafforzare la determinazione e fornire nuove idee per affrontare le sfide.

Utilizzo di Strumenti e Risorse: App di monitoraggio alimentare, diari, gruppi di supporto online e consultazioni con professionisti della nutrizione sono strumenti utili che possono assistere nell'adesione alla dieta, nel monitoraggio dei progressi e nella risoluzione dei problemi.

Flessibilità e Personalizzazione: Riconoscere che la dieta chetogenica non è una soluzione "taglia unica" e che può essere adattata per soddisfare esigenze, preferenze e obiettivi individuali è fondamentale per il successo a lungo termine. Essere aperti all'adattamento della dieta in risposta alle proprie risposte fisiche e ai cambiamenti dello stile di vita può aiutare a mantenere l'approccio fresco e sostenibile.

Affrontando proattivamente questi ostacoli e adottando strategie di supporto e adattamento, gli individui possono navigare con successo nella dieta chetogenica, trasformandola da una semplice strategia di perdita di peso a un cambio di vita duraturo che promuove la salute ottimale e il benessere generale. Nel passaggio successivo, punto 6.2, esploreremo come ampliare la dieta chetogenica per includere un'ampia varietà di alimenti nutrienti e deliziosi, garantendo che il regime alimentare rimanga sia appagante che nutrizionalmente completo. Questo approccio non solo aiuterà a mantenere l'interesse e l'impegno verso la dieta ma incoraggerà anche un rapporto più sano e sostenibile con il cibo.

Ampliare il repertorio alimentare all'interno della dieta chetogenica è un'arte che richiede equilibrio, conoscenza e creatività. Il punto 6.2 si dedica a esplorare come si possa arricchire la propria dieta mantenendo i principi chetogenici, attraverso l'introduzione di una varietà di alimenti nutrienti e la sperimentazione in cucina. Questo processo non solo previene la monotonia alimentare ma assicura anche un apporto equilibrato di nutrienti essenziali, fondamentali per il benessere a lungo termine.

Introduzione di Alimenti Nutrienti

Verdure a Basso Contenuto di Carboidrati: Incoraggiare l'incorporazione di una vasta gamma di verdure a foglia verde e verdure crocifere nel regime chetogenico può aumentare l'assunzione di fibre, vitamine e minerali. Variare i tipi di verdure consumate giornalmente aiuta a garantire un'ampia gamma di nutrienti essenziali.

Proteine di Qualità: Oltre alle tradizionali fonti di proteine animali, esplorare fonti alternative come il pesce grasso, ricco di acidi grassi omega-3, può offrire benefici anti-infiammatori e supportare la salute cardiovascolare. Le proteine vegetali, come quelle derivanti dai semi di chia o di lino, possono offrire opzioni aggiuntive per coloro che cercano di diversificare le loro fonti proteiche.

Grassi Salutari: Ampliare l'assunzione di grassi sani oltre gli oli tradizionali e il burro include l'esplorazione di fonti come l'avocado, i semi e le noci, che offrono una varietà di grassi mono e polinsaturi benefici, oltre a fibre e altri nutrienti essenziali.

Creatività in Cucina

Adattamento e Innovazione: Adattare le ricette tradizionali per soddisfare i criteri chetogenici può essere un modo stimolante per esplorare nuove idee culinarie. Sostituire gli ingredienti ricchi di carboidrati con alternative a basso contenuto di carboidrati, come la farina di mandorle o di cocco, può trasformare un piatto preferito in una versione compatibile con la dieta chetogenica.

Esperimenti con Sapori e Spezie: Le spezie e le erbe non solo aggiungono profondità e sapore ai piatti senza aggiungere carboidrati, ma molte offrono anche benefici per la salute, come proprietà antiossidanti e anti-infiammatorie. Esplorare cucine etniche diverse può fornire ispirazione per nuovi modi di integrare sapori ricchi e nutrienti nel proprio piano alimentare.

Sostenibilità e Soddisfazione
Alimenti di Stagione e Locali: Selezionare alimenti che sono sia di stagione sia locali non solo supporta la sostenibilità ambientale ma può anche migliorare il gusto e il valore nutrizionale dei pasti. Questo approccio incoraggia una connessione più profonda con il cibo e la comunità locale.

Condivisione e Socialità: Preparare e condividere pasti chetogenici con amici e familiari può aumentare la soddisfazione e l'aderenza alla dieta. Organizzare cene o picnic chetogenici è un modo eccellente per socializzare, offrendo al contempo l'opportunità di introdurre altri ai benefici della dieta chetogenica.

Ampliare la dieta chetogenica per includere una più ampia varietà di alimenti nutrienti e gustosi è essenziale per mantenere l'impegno a lungo termine e garantire che il regime alimentare rimanga sia sostenibile che piacevole. Nel passaggio successivo, punto 6.3, ci focalizzeremo su come continuare l'educazione e l'adattamento della dieta chetogenica per soddisfare le mutevoli esigenze del corpo e sostenere la crescita personale e il benessere.

La dieta chetogenica, come ogni percorso di benessere, è un viaggio dinamico che richiede adattamento e crescita continua. Il punto 6.3 del nostro libro si concentra su come mantenere l'educazione continua e adattare la dieta chetogenica per rispondere alle mutevoli esigenze del corpo, ai cambiamenti dello stile di vita e alle aspirazioni personali di salute e benessere.

Educazione Continua e Crescita Personale

Approfondire la Conoscenza: Impegnarsi in un apprendimento continuo attraverso la lettura di libri aggiornati, articoli di ricerca e podcast sulla dieta chetogenica e il benessere generale è cruciale. Questo non solo arricchisce la comprensione dei principi dietetici ma fornisce anche nuove idee e strategie per affrontare le sfide e superare gli ostacoli.

Partecipazione a Comunità e Gruppi di Supporto: L'interazione con comunità online e offline di individui che seguono la dieta chetogenica può offrire supporto, condivisione di esperienze e consigli pratici. Partecipare a forum di discussione, gruppi Facebook, o incontri locali permette lo scambio di ricette, successi e strategie di coping, rafforzando il senso di appartenenza e motivazione.

Workshop e Seminari: Assistere a workshop, seminari e conferenze sul tema della nutrizione chetogenica e del benessere olistico può offrire insight preziosi e aggiornamenti sulle ultime ricerche e tendenze nel campo della salute e della dieta.

Adattamento alla Mutevole Esigenze del Corpo

Ascolto Attivo del Corpo: Mantenere una comunicazione aperta con il proprio corpo, riconoscendo i segnali e le risposte alle modifiche dietetiche, è fondamentale. Questo include prestare attenzione a come determinati alimenti influenzano l'energia, il sonno, la digestione e il benessere emotivo, e adattare di conseguenza l'assunzione di macronutrienti e alimenti.

Bilanciamento di Macronutrienti e Variazione di Alimenti: Man mano che il corpo cambia e si adatta, anche le esigenze nutrizionali possono evolversi. Sperimentare con leggere variazioni nel bilancio di macronutrienti o introdurre nuovi alimenti chetogenici può aiutare a mantenere la dieta sia efficace che interessante.

Gestione del Peso e Obiettivi di Salute: Per coloro che raggiungono i loro obiettivi iniziali di perdita di peso o miglioramento della salute, stabilire nuovi obiettivi può mantenere la motivazione. Questo può includere l'approfondimento del focus sulla qualità degli alimenti, il miglioramento della composizione corporea, o l'incremento delle prestazioni atletiche.

Integrazione con uno Stile di Vita Olistico

Equilibrio tra Alimentazione, Esercizio e Benessere Mentale: Integrare la dieta chetogenica in un approccio di vita olistico che include regolare attività fisica, tecniche di riduzione dello stress come la meditazione, e abitudini di sonno sane assicura che il benessere complessivo sia supportato e promosso.

Flessibilità e Adattabilità: Essere aperti all'adattamento della dieta chetogenica in risposta ai cambiamenti dello stile di vita, agli impegni sociali e ai viaggi rende il regime sostenibile a lungo termine. Questo approccio flessibile consente di vivere pienamente senza sentirsi limitati dalle restrizioni dietetiche.

Man mano che le persone crescono e cambiano nel loro viaggio di benessere, anche la loro approccio alla dieta chetogenica deve evolversi. Abbracciando l'educazione continua, l'ascolto del corpo, e l'integrazione con uno stile di vita olistico, è possibile sostenere una trasformazione duratura che va oltre la semplice perdita di peso per abbracciare una salute ottimale e una qualità di vita migliorata. Procedendo verso il punto 6.4, ci concentreremo sulle strategie pratiche per integrare la dieta chetogenica in una routine quotidiana che rispetti il benessere complessivo, ponendo particolare attenzione su come affrontare gli imprevisti e mantenere un approccio flessibile e resiliente di fronte alle sfide della vita.

L'integrazione della dieta chetogenica in una routine quotidiana che promuova un benessere complessivo richiede pianificazione, preparazione e una certa dose di flessibilità. Il punto 6.4 del libro approfondisce come adattare la dieta chetogenica agli impegni quotidiani, mantenendo al contempo un equilibrio tra gli obiettivi di salute, la vita sociale e le esigenze professionali.

Pianificazione e Preparazione dei Pasti

Organizzazione Settimanale: Dedicare del tempo alla fine di ogni settimana per pianificare i pasti successivi è fondamentale. Questo include la scelta delle ricette, la creazione di una lista della spesa dettagliata e, se possibile, la preparazione di alcuni componenti dei pasti in anticipo. La preparazione dei pasti può variare dall'assemblaggio completo di piatti pronti da riscaldare alla preparazione di ingredienti chiave che possono essere rapidamente combinati.

Strategie di Preparazione dei Pasti: Cucinare in grandi quantità e utilizzare il congelatore può risparmiare tempo durante la settimana. Salse, zuppe, e piatti a base di carne possono essere facilmente preparati in lotti e conservati per un utilizzo futuro. Anche tagliare verdure o marinare proteine in anticipo può accelerare la preparazione dei pasti.

Gestione della Vita Sociale e Professionale

Pasti Fuori Casa: Informarsi in anticipo sui menu dei ristoranti e non esitare a chiedere modifiche ai piatti può facilitare la scelta di opzioni chetogeniche quando si mangia fuori. Portare sempre con sé snack chetogenici può aiutare a gestire la fame improvvisa senza compromettere la dieta.

Eventi Sociali: Offrirsi di portare un piatto chetogenico agli incontri sociali non solo garantisce che ci sia un'opzione compatibile disponibile, ma può anche introdurre amici e familiari ai benefici della dieta chetogenica.

Mantenimento della Flessibilità e Resilienza

Ciclizzazione dei Carboidrati: Per coloro che sono attivi fisicamente, incorporare giorni con un apporto maggiore di carboidrati (ciclizzazione dei carboidrati) può migliorare le prestazioni atletiche senza compromettere i benefici a lungo termine della dieta chetogenica. Questo approccio richiede monitoraggio e adattamenti basati sulla risposta individuale.

Ascolto del Corpo: Essere in sintonia con i segnali del proprio corpo e adattare la dieta di conseguenza è vitale. Se emergono sfide come stanchezza persistente o difficoltà di concentrazione, potrebbe essere necessario rivedere l'apporto di macronutrienti o considerare l'integrazione.

Integrazione con un Approccio Olistico alla Salute

Equilibrio Vita-Lavoro: Riconoscere l'importanza di un equilibrio tra vita professionale e personale e trovare tempo per l'autocura è essenziale per il successo a lungo termine della dieta chetogenica.

Tecniche di riduzione dello stress come la meditazione, lo yoga o semplici passeggiate nella natura possono supportare il benessere mentale e fisico.

Educazione Continua: Mantenere un atteggiamento di apprendimento continuo riguardo alla nutrizione, al benessere e alla salute personale può rivelare nuovi insights e strategie per affrontare le sfide che emergono lungo il percorso.

Implementare con successo la dieta chetogenica nella vita quotidiana richiede più di una semplice aderenza a un piano alimentare; richiede una visione olistica che tenga conto di tutte le sfere della vita. Nel passaggio successivo, punto 6.5, esploreremo ulteriori strategie per sostenere questo stile di vita nel lungo termine, affrontando come gestire le variazioni dietetiche, mantenere l'impegno e rinnovare la motivazione nel tempo.

Sostenere e rinnovare l'impegno verso la dieta chetogenica nel lungo termine può presentare delle sfide, ma con strategie mirate e un approccio flessibile, è possibile navigare con successo questi ostacoli mantenendo il benessere e l'entusiasmo per questo stile di vita. Il punto 6.5 si concentra su come mantenere viva la motivazione, gestire le variazioni dietetiche e rafforzare l'impegno verso la salute e il benessere nel contesto di una dieta chetogenica.

Mantenere la Motivazione e Rinnovare l'Impegno
Stabilire Obiettivi a Breve e Lungo Termine: Definire obiettivi chiari e misurabili, sia a breve che a lungo termine, può fornire una roadmap per il viaggio chetogenico e aiutare a mantenere la direzione. Gli obiettivi a breve termine offrono gratificazione immediata e passaggi realizzabili, mentre quelli a lungo termine sostengono la visione complessiva e la motivazione.

Celebrare i Successi: Riconoscere e celebrare ogni successo lungo il percorso, non importa quanto piccolo, può rafforzare l'autoefficacia e rinnovare l'entusiasmo. Questo può includere il raggiungimento di obiettivi di perdita di peso, miglioramenti nella salute o semplicemente la coerenza nell'aderenza alla dieta.

Apprendimento dai Fallimenti: Invece di vedere le deviazioni o i fallimenti come sconfitte, interpretarli come opportunità di apprendimento può contribuire a un approccio più resiliente e adattabile. Analizzare cosa non ha funzionato e perché può fornire intuizioni preziose per gli aggiustamenti futuri.

Gestione delle Variazioni Dietetiche

Flessibilità Alimentare: Integrare una certa flessibilità nella dieta chetogenica, come la ciclizzazione dei carboidrati o l'adozione di un approccio più liberale nei giorni speciali, può aiutare a gestire le situazioni sociali e le voglie senza compromettere i benefici a lungo termine. La chiave è pianificare queste variazioni e tornare alla rigida aderenza chetogenica successivamente.

Adattamento alle Esigenze Cambianti: Ascoltare il proprio corpo e adattare la dieta alle esigenze in evoluzione, sia che si tratti di cambiamenti nella routine di esercizio, nella salute generale o nei livelli di attività, è cruciale per mantenere l'efficacia della dieta chetogenica nel tempo.

Costruire una Rete di Supporto

Cercare Supporto nella Comunità: Partecipare a gruppi di supporto online, forum o club locali incentrati sulla dieta chetogenica può offrire un senso di comunità, fornire una fonte di motivazione e incoraggiamento e offrire nuove idee e strategie da persone che condividono obiettivi simili.

Coinvolgere Amici e Familiari: Condividere il proprio percorso chetogenico con amici e familiari e coinvolgerli, quando possibile, nelle scelte alimentari e negli stili di vita può offrire un ulteriore livello di supporto e comprensione, rendendo più semplice mantenere l'impegno nel lungo termine.

Sostenere l'impegno verso la dieta chetogenica richiede un equilibrio tra coerenza e flessibilità, un impegno continuo all'educazione e all'auto-miglioramento e il sostegno di una comunità di menti affini. Queste strategie non solo aiutano a navigare con successo la dieta chetogenica come uno stile di vita ma promuovono anche un approccio olistico al benessere che può arricchire significativamente la qualità della vita. Nel passaggio successivo, punto 7.1, esploreremo approcci per incorporare la dieta chetogenica in un regime globale di benessere che tenga conto di tutti gli aspetti della salute fisica, mentale ed emotiva.

Capitolo 7: Integratori e Dieta Chetogenica

Incorporare la dieta chetogenica in un regime globale di benessere richiede di andare oltre la semplice nutrizione per abbracciare un approccio olistico alla salute, che consideri il benessere fisico, mentale ed emotivo come parti interconnesse di un tutto. Il punto 7.1 esplora come armonizzare la dieta chetogenica con pratiche di vita che promuovono un benessere complessivo, sottolineando l'importanza di un equilibrio tra tutti gli aspetti della salute.

Un Approccio Olistico al Benessere

Benessere Fisico: Sebbene la dieta chetogenica sia un potente strumento per la perdita di peso e il miglioramento della salute metabolica, è solo una parte dell'equazione per il benessere fisico. L'attività fisica regolare, sia sotto forma di esercizio strutturato che di movimento quotidiano, è essenziale per mantenere il corpo forte e funzionale. Integrare varie forme di esercizio, come cardio, forza, flessibilità e bilanciamento, garantisce una fitness fisica completa.

Salute Mentale ed Emotiva: La dieta chetogenica può influenzare positivamente la salute mentale, migliorando la stabilità dell'umore e la chiarezza cognitiva. Tuttavia, pratiche come la meditazione, la mindfulness e le tecniche di riduzione dello stress giocano ruoli cruciali nel sostenere la salute mentale. Dedicare tempo all'autocura, perseguire hobby e interessi, e coltivare relazioni significative contribuiscono alla felicità e riducono lo stress e l'ansia.

Connettività e Appartenenza: Sentirsi connessi a una comunità e avere un senso di appartenenza è fondamentale per il benessere emotivo. Che si tratti di gruppi di supporto per la dieta chetogenica, club sportivi o organizzazioni comunitarie, trovare la propria "tribù" può fornire sostegno, motivazione e un senso di identità.

Nutrizione e Oltre

Alimentazione Consapevole: Oltre a seguire i principi della dieta chetogenica, praticare l'alimentazione consapevole—prestando attenzione al cibo che si mangia, sperimentando i sapori e ascoltando i segnali di fame e sazietà del corpo—può migliorare la relazione con il cibo e promuovere una maggiore soddisfazione dei pasti.

Idratazione e Supplementazione: Mantenere un'adeguata idratazione è vitale, specialmente in una dieta chetogenica che può naturalmente aumentare la diuresi. La supplementazione mirata, basata su esigenze individuali e carenze nutrizionali, può garantire che tutti i bisogni del corpo siano soddisfatti.

Bilanciamento e Adattabilità

Flessibilità Dietetica: Adattare la dieta chetogenica alle fluttuazioni della vita, alle esigenze del corpo e agli obiettivi di salute a lungo termine richiede flessibilità. Questo può includere l'aggiustamento dell'apporto di macronutrienti, l'esperimento con forme di ciclizzazione dei carboidrati o la modifica della dieta per soddisfare esigenze nutrizionali specifiche.

Risposta alle Sfide: Affrontare sfide e ostacoli con resilienza e un approccio proattivo è essenziale. Ciò richiede l'essere informati, cercare risorse e supporto quando necessario e rimanere aperti a cambiamenti e adattamenti nel percorso verso il benessere.

Incorporare la dieta chetogenica in un regime globale di benessere non si limita alla nutrizione; è un invito a esplorare e integrare pratiche che sostengono ogni aspetto della salute. Questo approccio olistico non solo massimizza i benefici della dieta chetogenica ma promuove anche una vita più ricca e soddisfacente. Nel passaggio successivo, punto 7.2, discuteremo come affrontare e gestire specifiche condizioni di salute attraverso l'adozione della dieta chetogenica, integrandola con altri interventi di stile di vita per un approccio veramente olistico al trattamento e alla prevenzione delle malattie

La dieta chetogenica ha guadagnato riconoscimento non solo come strumento efficace per la perdita di peso ma anche come mezzo per gestire e potenzialmente migliorare varie condizioni di salute croniche. Il punto 7.2 del libro esplora come, integrata con un approccio olistico allo stile di vita, possa avere un impatto positivo sulla gestione di malattie come il diabete di tipo 2, la resistenza all'insulina, alcune forme di epilessia, e persino offrire potenziali benefici nel contesto delle malattie neurodegenerative e cardiovascolari.

Diabete di Tipo 2 e Resistenza all'Insulina

La dieta chetogenica, riducendo drasticamente l'assunzione di carboidrati, diminuisce i livelli di glucosio nel sangue e migliora la sensibilità all'insulina. Questo effetto può essere particolarmente benefico per le persone con diabete di tipo 2 o in pre-diabete, permettendo in alcuni casi la riduzione o l'eliminazione dei farmaci per il diabete sotto supervisione medica.

Monitoraggio e Adattamento: È fondamentale monitorare attentamente i livelli di glucosio e chetoni per adeguare l'apporto di macronutrienti in modo che si adatti alle esigenze individuali, ottimizzando i benefici senza rischiare complicazioni.

Educazione e Supporto: L'educazione del paziente sulle scelte alimentari e il sostegno continuo, sia medico che comunitario, sono cruciali per il successo a lungo termine nella gestione del diabete con la dieta chetogenica.

Epilessia

L'uso della dieta chetogenica come trattamento per l'epilessia è ben documentato, in particolare nelle forme resistenti ai farmaci. Il meccanismo preciso non è completamente compreso, ma si ritiene che l'aumento dei corpi chetonici nel cervello abbia un effetto stabilizzante sulle funzioni neurali.

Approccio Personalizzato: La personalizzazione del regime chetogenico, adattandolo alle esigenze energetiche e nutrizionali del singolo paziente, è essenziale per massimizzare l'efficacia del trattamento dell'epilessia.
Collaborazione Medica: Una stretta collaborazione con un team medico esperto nella gestione della dieta chetogenica per l'epilessia è fondamentale per garantire l'equilibrio nutrizionale e monitorare gli eventuali effetti collaterali.

Malattie Neurodegenerative
Studi preliminari suggeriscono che la dieta chetogenica possa offrire benefici anche nella gestione delle malattie neurodegenerative, come la malattia di

Alzheimer e il morbo di Parkinson. La teoria è che i corpi chetonici forniscano un'energia alternativa per il cervello che può aiutare a bypassare le disfunzioni metaboliche presenti in queste condizioni.
Integrazione con Terapie Convenzionali: La dieta chetogenica, in questi contesti, dovrebbe essere considerata un complemento alle terapie convenzionali, non un sostituto. La ricerca è ancora in corso, e l'approccio deve essere gestito con cautela e supervisione medica.

Salute Cardiovascolare
Contrariamente alle preoccupazioni iniziali, le ricerche indicano che una dieta chetogenica ben formulata può migliorare il profilo lipidico, riducendo i livelli di trigliceridi e aumentando il colesterolo HDL, oltre a migliorare altri fattori di rischio cardiovascolare come l'ipertensione.

Equilibrio Nutrizionale: È essenziale che la dieta chetogenica per la salute cardiovascolare sia ricca di grassi insaturi e

povera di grassi trans e saturi, con un forte enfasi su verdure a basso contenuto di carboidrati, proteine di alta qualità e grassi salutari.
Incorporare la dieta chetogenica in un regime di gestione delle condizioni di salute croniche richiede un approccio olistico, considerando non solo gli aspetti nutrizionali ma anche l'attività fisica

Integrando la Dieta Chetogenica con Altri Aspetti del Benessere
Mentre esploriamo la transizione verso il punto 7.3, è importante riconoscere che il successo nella gestione delle condizioni di salute croniche attraverso la dieta chetogenica richiede un approccio olistico che abbraccia più di semplici modifiche dietetiche. La considerazione di fattori quali l'attività fisica, la salute mentale e il benessere emotivo è cruciale. Il punto 7.3 approfondirà come queste componenti aggiuntive possono essere integrate efficacemente con la dieta chetogenica per

promuovere un benessere olistico e sostenibile.

Integrare la dieta chetogenica con una routine di attività fisica e strategie di benessere mentale non solo amplifica i suoi benefici per la salute ma promuove anche un approccio olistico al benessere. Il punto 7.3 del libro esplora come la sinergia tra dieta, esercizio fisico e cura della salute mentale può creare un equilibrio ottimale che sostiene non solo la gestione di condizioni di salute specifiche ma anche il miglioramento della qualità della vita generale.

Attività Fisica e Dieta Chetogenica

Adattamento dell'Esercizio alla Chetosi: Mentre il corpo si adatta alla chetosi, può essere necessario modulare l'intensità e il tipo di esercizio praticato. L'allenamento di forza e gli esercizi aerobici a bassa intensità sono particolarmente benefici nelle prime fasi, aiutando a mantenere la massa muscolare e a migliorare l'efficienza metabolica.

Integrazione di Allenamenti ad Alta Intensità: Man mano che il corpo diventa più efficiente nell'utilizzare i grassi come fonte di energia, si possono introdurre esercizi ad alta intensità, come l'HIIT (High-Intensity Interval Training), che possono migliorare ulteriormente la composizione corporea e la salute cardiovascolare.

Monitoraggio e Adattamento: Ascoltare il proprio corpo e adattare la routine di esercizio in base alle risposte personali è cruciale. Integrare periodi di riposo e recupero aiuta a prevenire l'overtraining e sostiene la salute a lungo termine.

Benessere Mentale e Gestione dello Stress

Mindfulness e Meditazione: Pratiche di mindfulness e meditazione possono ridurre lo stress, migliorare la concentrazione e aumentare la consapevolezza del corpo. Questi strumenti sono particolarmente preziosi per coloro che seguono una dieta chetogenica, aiutando a mantenere la motivazione e a gestire le sfide emotive legate al cambiamento dello stile di vita.

Tecniche di Rilassamento: Tecniche come il respiro profondo, lo yoga, e il tai chi possono complementare la dieta chetogenica, offrendo benefici nella riduzione dell'ansia e migliorando il sonno, aspetti che a loro volta possono influenzare positivamente la salute metabolica e il benessere generale.

Supporto Sociale e Comunitario

Creazione di una Rete di Supporto: La costruzione di una rete di supporto, sia online che offline, può fornire incoraggiamento, consigli e ispirazione. Gruppi di supporto specifici per la dieta chetogenica, club di esercizio o gruppi di meditazione possono offrire opportunità per condividere esperienze e strategie di successo.

Comunicazione Aperta: Mantenere una comunicazione aperta con amici e familiari riguardo agli obiettivi di salute e al percorso di benessere può aiutare a ottenere il loro supporto e comprensione, rendendo più semplice mantenere uno stile di vita chetogenico.

Integrando attentamente dieta, esercizio fisico e cura della salute mentale, è possibile costruire un regime di benessere olistico che non solo supporta la gestione di condizioni di salute specifiche ma promuove anche una vita più ricca e soddisfacente. Nel prossimo passo, punto 7.4, esamineremo come la consapevolezza nutrizionale e le scelte alimentari consapevoli possono essere ulteriormente integrate in questo approccio olistico, enfatizzando l'importanza di un'alimentazione intuitiva e di una relazione equilibrata con il cibo.

Approfondiamo ulteriormente il punto 7.4, enfatizzando come l'integrazione di una consapevolezza nutrizionale e scelte alimentari consapevoli all'interno di un regime chetogenico può promuovere un rapporto equilibrato e sano con il cibo, migliorando il benessere generale.

Nel contesto di un percorso olistico verso il benessere, l'alimentazione consapevole e le scelte alimentari intuitive assumono un ruolo centrale, specialmente quando integrati con la dieta chetogenica. Questo approccio non solo nutre il corpo ma arricchisce anche l'esperienza di mangiare, rendendo il cibo una fonte di gioia e nutrimento piuttosto che di stress o confusione.

Profondità dell'Alimentazione Consapevole

Presenza e Apprezzamento: Impegnarsi a mangiare in presenza, senza distrazioni, permette di apprezzare pienamente i sapori, le texture e i piaceri del cibo. Questa pratica aiuta a riconoscere i segnali di fame e sazietà del corpo, promuovendo scelte alimentari che rispecchiano le vere esigenze nutrizionali e emotive.

Scelte Alimentari Intuitive: Ascoltare il proprio corpo e permettere che guidi le decisioni alimentari può rivelare preferenze e necessità nutrizionali uniche. Integrare la dieta chetogenica con un approccio intuitivo aiuta a individuare quali alimenti offrono il maggior senso di sazietà, energia e benessere.

Gestione Emotiva: Riconoscere e affrontare le emozioni che influenzano le abitudini alimentari è fondamentale per prevenire il mangiare emotivo. Trovare strategie sane per gestire lo stress e le emozioni può ridurre la dipendenza dal cibo come meccanismo di coping, sostenendo scelte alimentari più consapevoli.

L'Importanza della Qualità Alimentare

Priorità alla Qualità: Scegliere alimenti di alta qualità, che sostengano sia la salute che la sostenibilità ambientale, rafforza il valore nutritivo della dieta. Alimenti biologici, locali e di stagione, insieme a proteine di alta qualità e grassi salutari, possono ottimizzare i benefici della dieta chetogenica.

Diversità Nutrizionale: Esplorare una vasta gamma di alimenti consentiti nella dieta chetogenica arricchisce l'apporto di nutrienti essenziali, supportando una salute ottimale. Questa diversità garantisce anche che il piano alimentare rimanga interessante e piacevole, aumentando la probabilità di aderenza a lungo termine.

Sostenibilità e Impatto Ambientale

Consapevolezza Ambientale: La scelta di alimenti non solo compatibili con la dieta chetogenica ma anche prodotti in modo sostenibile riflette un impegno verso la salute del pianeta. Considerare l'impronta ecologica degli alimenti, privilegiando opzioni a basso impatto come agricoltura sostenibile e pesca responsabile, allinea la dieta chetogenica con principi ecologici.

Equilibrio e Flessibilità: Mantenere un equilibrio tra rigore dietetico e flessibilità permette di navigare la vita sociale e le occasioni speciali senza stress. Questo equilibrio sostiene una relazione sana e sostenibile con il cibo, rendendo la dieta chetogenica un percorso gratificante verso il benessere.

Incorporando queste pratiche all'interno della dieta chetogenica, si crea un'esperienza alimentare che nutre il corpo, soddisfa l'anima e rispetta l'ambiente. Questo approccio arricchito non solo promuove un benessere fisico duraturo ma anche un profondo senso di pace e contentezza con le proprie scelte alimentari. Nel prossimo passaggio, punto 7.5, esploreremo come queste filosofie possono essere estese per promuovere sostenibilità e innovazione all'interno della dieta chetogenica, guardando al futuro e considerando come possiamo mantenere questo regime alimentare rilevante, efficace e rispettoso dell'ambiente

Nell'evoluzione futura della dieta chetogenica, il punto 7.5 si concentra su come possiamo mantenere questo approccio nutrizionale non solo efficace e adattabile ma anche sostenibile e rispettoso dell'ambiente. Mentre esploriamo le innovazioni nel campo della nutrizione chetogenica, è essenziale considerare l'impatto a lungo termine delle nostre scelte alimentari sulla salute personale e sulla salute del pianeta.

Innovazioni Alimentari e Sostenibilità

Sviluppo di Alimenti Chetogenici Sostenibili: Con l'incremento della domanda per la dieta chetogenica, l'industria alimentare è chiamata a rispondere con prodotti che non solo aderiscono ai principi chetogenici ma sono anche prodotti in modo etico e sostenibile. Questo include l'esplorazione di fonti proteiche alternative, come proteine vegetali e colture cellulari, che possono offrire un'impronta ambientale ridotta rispetto alle tradizionali fonti di proteine animali.

Agricoltura Rigenerativa e Biologica: Supportare l'agricoltura che adotta pratiche rigenerative e biologiche non solo può migliorare la biodiversità e la salute del suolo ma può anche produrre alimenti più nutrienti. Scegliere prodotti da agricoltura biologica e locale dove possibile, minimizza il trasporto e contribuisce alla riduzione delle emissioni di gas serra.

Riduzione degli Sprechi Alimentari: Un approccio consapevole alla pianificazione dei pasti e al consumo può significativamente ridurre gli sprechi alimentari. Utilizzare completamente gli alimenti, comprese parti spesso scartate, e adottare pratiche di conservazione alimentare, come la fermentazione e il congelamento, sono strategie chiave per una dieta chetogenica più sostenibile.

Educazione Continua e Responsabilità Collettiva

Promozione dell'Educazione Nutrizionale: L'educazione continua sui benefici della dieta chetogenica, insieme alla consapevolezza delle sue implicazioni ambientali, è fondamentale. Workshop, seminari e piattaforme online possono servire come risorse preziose per divulgare informazioni su come adottare una dieta chetogenica responsabile dal punto di vista ambientale.

Coinvolgimento della Comunità: Creare o partecipare a comunità che condividono un interesse per la dieta chetogenica e la sostenibilità può amplificare l'impatto delle iniziative individuali. Gruppi comunitari, forum online e progetti collaborativi possono offrire supporto, scambio di idee e iniziative congiunte per promuovere pratiche alimentari sostenibili.

Guardare al Futuro: Innovazione e Ricerca

Ricerca e Sviluppo: Incoraggiare la ricerca sulle potenziali implicazioni della dieta chetogenica per la salute e l'ambiente può guidare l'innovazione futura. Studi che esaminano l'impatto di varie fonti di cibo chetogenico sulla salute umana e sulla sostenibilità ambientale sono essenziali per informare scelte alimentari consapevoli.

Tecnologie Alimentari Emergenti: Esplorare come le tecnologie alimentari emergenti, come l'agricoltura verticale e le carni coltivate in laboratorio, possono integrarsi in una dieta chetogenica sostenibile rappresenta un'area promettente per il futuro. Queste tecnologie hanno il potenziale di ridurre ulteriormente l'impronta ecologica della produzione alimentare, pur mantenendo l'allineamento con i principi nutrizionali chetogenici.

Guardare al futuro della dieta chetogenica significa riconoscere l'importanza di un approccio olistico che tenga conto non solo della salute individuale ma anche della salute del nostro pianeta. Innovazioni nel campo della nutrizione e della produzione alimentare, insieme a un impegno verso l'educazione e la responsabilità collettiva, possono guidare la trasformazione verso pratiche alimentari che sono sia benefiche per noi stessi che per l'ambiente che ci circonda. Procedendo verso il punto 8.1, esploreremo come queste prospettive future possano essere integrate in un quadro più ampio di benessere personale e responsabilità ambientale, evidenziando l'importanza di adottare un approccio consapevole e informato alle scelte di vita quotidiane.

Capitolo 8: Testimonianze e Studi di Caso

Mentre il concetto di benessere evolve, l'importanza di integrare pratiche alimentari sostenibili come la dieta chetogenica in un quadro olistico di salute e sostenibilità diventa sempre più evidente. Il punto 8.1 del libro si propone di esplorare come individui e comunità possono adottare un approccio più consapevole e olistico alle loro scelte di vita, armonizzando gli obiettivi di salute personale con la responsabilità ambientale.

Creare un Equilibrio tra Salute Personale e Sostenibilità Ambientale

Adozione di Pratiche Alimentari Consapevoli: La chiave per un futuro sostenibile è l'adozione di pratiche alimentari che rispettino sia la nostra salute che l'ambiente. Questo include la scelta di alimenti prodotti in modo sostenibile, la riduzione degli sprechi alimentari e l'integrazione di alimenti a basso impatto ambientale nella nostra dieta, come quelli promossi dalla dieta chetogenica sostenibile.

Educazione sulla Nutrizione Olistica: Educare sé stessi e gli altri sull'importanza della nutrizione olistica, che considera non solo il valore nutrizionale degli alimenti ma anche il loro impatto ambientale, è fondamentale. Programmi educativi, seminari e risorse online possono fornire le conoscenze necessarie per prendere decisioni alimentari informate che promuovano la salute e la sostenibilità.

Sostenibilità nelle Scelte Quotidiane: Integrare la sostenibilità nelle scelte quotidiane, dalla riduzione del consumo di plastica alla scelta di mezzi di trasporto ecologici, può avere un impatto significativo. Ogni azione conta nella costruzione di uno stile di vita che rispetti il nostro pianeta.

Collaborazione Comunitaria e Supporto

Costruire Comunità Sostenibili: La collaborazione comunitaria può amplificare gli sforzi individuali, portando a un cambiamento più significativo. Creare o unirsi a gruppi locali focalizzati su pratiche di vita sostenibili può fornire supporto, risorse e motivazione per mantenere uno stile di vita olistico e sostenibile.

Progetti di Sostenibilità Collettiva: Impegnarsi in progetti comunitari, come giardini condivisi, programmi di riciclaggio e iniziative di pulizia locale, può rafforzare il senso di responsabilità collettiva verso l'ambiente e promuovere un senso di appartenenza e collaborazione all'interno della comunità.

Innovazione e Tecnologia a Supporto della Sostenibilità

Tecnologie Verdi e Innovazioni Sostenibili: Esplorare e adottare tecnologie verdi, dalla produzione di energia rinnovabile alle soluzioni per una casa sostenibile, può contribuire significativamente alla riduzione dell'impronta ecologica. La tecnologia può giocare un ruolo cruciale nel facilitare uno stile di vita più sostenibile, rendendo più semplice per gli individui ridurre il consumo energetico e gestire le risorse in modo più efficiente.

Ricerca e Sviluppo per la Sostenibilità: Sostenere la ricerca e lo sviluppo in campi come l'agricoltura sostenibile, l'alimentazione alternativa e le tecnologie pulite è essenziale per avanzare verso un futuro sostenibile. Investire in innovazioni che promuovano la salute dell'ambiente può aprire nuove vie per affrontare le sfide ambientali contemporanee.

Affrontando il punto 8.1, è chiaro che un approccio olistico al benessere che integra la salute personale con la sostenibilità ambientale non è solo desiderabile ma necessario. Attraverso l'educazione, la collaborazione comunitaria e l'adozione di tecnologie sostenibili, possiamo lavorare insieme per creare uno stile di vita che sostenga non solo la nostra salute ma anche il benessere del nostro pianeta. Proseguendo verso il punto 8.2, esploreremo come queste strategie possano essere implementate nella pratica quotidiana, garantendo che ogni individuo possa contribuire a un futuro più sostenibile e salubre.

Implementare strategie sostenibili nella pratica quotidiana rappresenta un passo cruciale per trasformare le intenzioni in azioni concrete. Il punto 8.2 del libro approfondisce come individui e comunità possono adottare abitudini quotidiane che sostengano sia il benessere personale che la sostenibilità ambientale, enfatizzando l'importanza di un approccio integrato e pratico alla vita sostenibile.

Pratiche Quotidiane per la Sostenibilità e il Benessere

Alimentazione Responsabile: Fare scelte alimentari consapevoli è uno degli aspetti più diretti in cui gli individui possono influenzare positivamente sia la propria salute che l'ambiente. Questo include preferire prodotti locali e di stagione, ridurre il consumo di carne a favore di fonti proteiche vegetali o sostenibili, e minimizzare gli sprechi alimentari attraverso una pianificazione attenta dei pasti e una conservazione adeguata degli alimenti.

Riduzione dell'Impronta di Carbonio: Oltre alle scelte alimentari, considerare come ridurre l'impronta di carbonio quotidiana può avere un impatto significativo. Questo può includere l'utilizzo di mezzi di trasporto più ecologici, come biciclette o trasporti pubblici, l'ottimizzazione dell'uso energetico in casa attraverso dispositivi efficienti e la riduzione del consumo di acqua.

Consumo Conscio: Adottare un approccio di consumo consapevole, valutando attentamente gli acquisti e preferendo prodotti che siano non solo etici e sostenibili ma anche durevoli, può contribuire a ridurre significativamente l'impatto ambientale. Ciò include anche il supporto a imprese e marchi che adottano pratiche di sostenibilità verificabili.

Sostenibilità nella Comunità

Iniziative Comunitarie: Partecipare o avviare progetti comunitari che promuovono la sostenibilità, come giardini urbani, programmi di compostaggio collettivo e iniziative di pulizia ambientale, non solo beneficia l'ambiente ma rafforza anche il tessuto sociale, creando legami tra i membri della comunità.

Educazione e Sensibilizzazione: Condividere conoscenze e risorse su pratiche sostenibili all'interno della comunità può elevare la consapevolezza collettiva e motivare altri a intraprendere azioni positive. Organizzare workshop, presentazioni e eventi informativi sono modi efficaci per diffondere le migliori pratiche di sostenibilità.

Tecnologie e Innovazioni a Supporto della Sostenibilità

Adozione di Tecnologie Verdi: Esplorare e integrare tecnologie che promuovono la sostenibilità, come soluzioni per l'energia rinnovabile in casa, dispositivi intelligenti per ridurre il consumo energetico e app per la gestione degli sprechi alimentari, può semplificare la transizione verso uno stile di vita più sostenibile.

Sviluppo Sostenibile: Sostenere e investire in ricerca e sviluppo per soluzioni sostenibili in settori come l'agricoltura, l'energia e il trasporto può accelerare il progresso verso una società più ecologica e resiliente.

Implementare queste pratiche nel quotidiano non richiede solo un impegno individuale ma anche una visione collettiva verso un futuro sostenibile. Attraverso scelte consapevoli, partecipazione attiva nella comunità e l'adozione di tecnologie innovative, possiamo lavorare insieme per creare un impatto positivo sull'ambiente e sulla nostra salute. Nel proseguire verso il punto 8.3, ci concentreremo su come l'educazione continua e l'impegno nella ricerca possono ulteriormente sostenere questi obiettivi, assicurando che le pratiche di sostenibilità rimangano aggiornate, efficaci e radicate nella scienza e nell'innovazione.

L'educazione continua e l'impegno nella ricerca giocano un ruolo cruciale nel sostenere e avanzare le pratiche di sostenibilità e benessere, adattandosi alle scoperte scientifiche emergenti e alle sfide ambientali in evoluzione. Il punto 8.3 del libro si impegna a esaminare come l'investimento nell'educazione e nella ricerca possa non solo arricchire la nostra comprensione e applicazione della sostenibilità ma anche guidare innovazioni che promuovano un futuro più sano e sostenibile per tutti.

Importanza dell'Educazione Continua

Diffusione della Conoscenza: L'accesso a informazioni accurate e tempestive su sostenibilità e benessere è fondamentale per consentire alle persone di fare scelte informate. Programmi educativi, workshop, conferenze e piattaforme digitali possono servire come mezzi efficaci per diffondere conoscenze su pratiche sostenibili e stili di vita salutari.

Sviluppo di Programmi Educativi Integrati: Istituzioni educative, organizzazioni non governative e aziende possono collaborare nello sviluppo di programmi che integrano l'educazione alla sostenibilità in curricoli scolastici, programmi di formazione aziendale e iniziative comunitarie. Questo approccio multidisciplinare assicura che la sostenibilità venga insegnata come un concetto interconnesso che tocca vari aspetti della vita quotidiana.

Promozione dell'Alfabetizzazione Ambientale: Elevare l'alfabetizzazione ambientale tra tutte le fasce di età prepara individui più consapevoli e proattivi nella gestione delle risorse e nella riduzione dell'impatto ambientale. Programmi educativi specifici possono aiutare a comprendere meglio temi come il cambiamento climatico, la biodiversità e le energie rinnovabili.

Ruolo della Ricerca per la Sostenibilità

Innovazione attraverso la Ricerca: La ricerca scientifica e tecnologica è alla base dello sviluppo di soluzioni innovative per sfide ambientali complesse. Investire in ricerca su energia rinnovabile, agricoltura sostenibile, riduzione degli sprechi e conservazione delle risorse può guidare il progresso verso pratiche più sostenibili.

Collaborazioni Interdisciplinari: La collaborazione tra diverse discipline, dall'ecologia alla biochimica, dalla sociologia all'ingegneria, può accelerare la scoperta di soluzioni sostenibili che sono sia efficaci che applicabili a livello globale. Queste collaborazioni possono anche aiutare a identificare e mitigare potenziali trade-off tra diversi obiettivi di sostenibilità.

Sviluppo di Politiche Basate sull'Evidenza: La ricerca può informare lo sviluppo di politiche pubbliche che promuovano pratiche sostenibili e la salute pubblica. Lavorare a stretto contatto con decisori politici per tradurre i risultati della ricerca in azioni concrete può avere un impatto significativo sulla promozione di un futuro sostenibile.

Mobilitazione della Comunità e Azione Collettiva

Empowerment attraverso l'Educazione: Dotare le persone delle conoscenze e delle competenze per agire in modo sostenibile nel proprio ambiente personale, lavorativo e comunitario incoraggia un senso di responsabilità e agenzia. Programmi di educazione alla cittadinanza globale possono stimolare l'azione collettiva per il cambiamento.

Rete di Supporto per la Ricerca e l'Innovazione: Creare reti di supporto che collegano ricercatori, innovatori, imprenditori e cittadini può facilitare lo scambio di idee, risorse e migliori pratiche. Queste reti possono agire come catalizzatori per iniziative sostenibili a livello locale e globale.

Proseguendo verso il punto 8.4, approfondiremo come le sinergie tra educazione, ricerca e azione pratica possano essere sfruttate per affrontare sfide specifiche relative alla sostenibilità e al benessere, delineando strategie concrete per l'implementazione di soluzioni innovative che beneficiino sia l'individuo che la collettività.

Per realizzare una trasformazione culturale verso la sostenibilità, dobbiamo affrontare e ripensare il modo in cui viviamo, lavoriamo e interagiamo con il nostro ambiente. Il punto 8.4 del libro esplora approfonditamente come possiamo collettivamente promuovere e integrare pratiche sostenibili nella struttura della nostra società, influenzando il cambiamento a livello individuale, comunitario e globale.

Sviluppare un Nuovo Paradigma Culturale
La sostenibilità non deve essere vista come un insieme di limitazioni, ma come un'opportunità per riformulare il nostro rapporto con il mondo. Questo richiede un cambiamento culturale che valorizzi la conservazione, l'efficienza e la responsabilità come tratti desiderabili e necessari.

Educazione Continua: La chiave per un cambiamento duraturo risiede nell'educazione. Le scuole, le università e le piattaforme di apprendimento online devono integrare corsi che insegnino non solo i principi della sostenibilità, ma anche come questi principi possano essere applicati in diverse discipline e professioni. L'educazione alla sostenibilità deve iniziare fin dalla tenera età e continuare per tutto l'arco della vita, enfatizzando il pensiero critico e l'innovazione.

Valorizzazione delle Tradizioni Sostenibili: Riconoscere e rivitalizzare le pratiche sostenibili tradizionali e indigene offre preziose lezioni su come vivere in armonia con l'ambiente. Questi saperi, accumulati nel corso di generazioni, possono offrire soluzioni innovative ai problemi moderni e devono essere preservati e integrati nelle strategie di sostenibilità contemporanee.

Trasformazione dei Sistemi Produttivi e Consumistici

Per realizzare una società veramente sostenibile, è necessario ripensare i nostri sistemi produttivi e i modelli di consumo. Questo implica la transizione verso l'economia circolare, la riduzione degli sprechi e il sostegno a pratiche di produzione e consumo responsabili.

Promozione dell'Economia Circolare: L'adozione di modelli economici che enfatizzino l'uso efficiente delle risorse, il riutilizzo, il riciclo e la riduzione degli sprechi può trasformare significativamente il nostro impatto ambientale. Le aziende devono essere incoraggiate a progettare prodotti con una maggiore longevità, facilmente riparabili e riciclabili, riducendo così la loro impronta ecologica.

Consumo Consapevole e Responsabile: I consumatori hanno il potere di guidare il mercato verso pratiche più sostenibili attraverso le loro scelte di acquisto. L'educazione dei consumatori sui benefici ambientali e sociali di prodotti sostenibili può stimolare una domanda di mercato che spinga le aziende a innovare e adottare pratiche più verdi.

Innovazione Tecnologica e Collaborazione

L'innovazione tecnologica gioca un ruolo cruciale nel superare le sfide ambientali. Tuttavia, per massimizzare il suo impatto, deve essere guidata da principi di sostenibilità e accessibilità.

Tecnologie Sostenibili: Lo sviluppo di nuove tecnologie che riducano l'uso di risorse naturali, migliorino l'efficienza energetica e riducano l'inquinamento è essenziale. Dall'energia rinnovabile alle tecniche di agricoltura sostenibile, l'innovazione tecnologica deve essere orientata verso soluzioni che sostengano sia la salute del pianeta che il benessere umano.

Collaborazione Globale per la Sostenibilità: Le sfide ambientali che affrontiamo sono globali e richiedono una risposta coordinata. La collaborazione tra nazioni, industrie, scienza e società civile è fondamentale per condividere conoscenze, risorse e migliori pratiche. Attraverso partenariati internazionali, possiamo accelerare il progresso verso obiettivi di sostenibilità condivisi e affrontare in modo più efficace le questioni transfrontali come il cambiamento climatico e la perdita di biodiversità.

Proseguendo verso il punto 8.5, ci focalizziamo su come la realizzazione di una società sostenibile, arricchita da queste trasformazioni culturali, produttive, consumistiche e tecnologiche, si manifesti nella pratica quotidiana e nell'architettura delle nostre città, nella gestione delle risorse naturali e nelle politiche pubbliche. Il punto 8.5 delibera su come queste strategie integrate e pratiche sostenibili si concretizzano in azioni tangibili che promuovono la resilienza, la rigenerazione e il benessere a livello comunitario e globale. Esploriamo le vie attraverso le quali individui, comunità e governi possono collaborare per costruire ambienti vivibili che riflettano il nostro impegno collettivo verso un futuro sostenibile, garantendo che le risorse siano utilizzate in modo giudizioso per preservare il pianeta per le generazioni future.

L'arrivo al punto 8.5 segna un momento cruciale nel nostro libro, dove le idee di sostenibilità, educazione, e innovazione converge in pratiche quotidiane concrete che modellano una società veramente sostenibile. Qui, esploriamo le manifestazioni di queste trasformazioni nella struttura delle nostre comunità, nelle politiche pubbliche, nella gestione delle risorse, e nel comportamento individuale, tracciando un percorso che non solo preserva il pianeta per le future generazioni ma migliora anche la qualità della vita per tutti.

Manifestazioni Pratiche di una Società Sostenibile

Città Sostenibili e Spazi Verdi: Le città del futuro abbracciano la sostenibilità attraverso la pianificazione urbana che integra spazi verdi, mobilità pulita e edifici energeticamente efficienti. Giardini comunitari, parchi urbani, e tetti verdi non solo combattono l'isola di calore urbano ma offrono anche spazi per la biodiversità e il benessere dei cittadini. Il trasporto pubblico, le piste ciclabili, e le zone pedonali promuovono una mobilità sostenibile riducendo l'inquinamento e migliorando la salute pubblica.

Gestione Sostenibile delle Risorse: Una società sostenibile gestisce le sue risorse naturali con cura e rispetto, implementando sistemi di riciclo avanzati, pratiche di conservazione dell'acqua, e politiche di energia rinnovabile. L'efficienza energetica diventa la norma, con comunità e industrie che si affidano a fonti di energia pulita, riducendo la dipendenza dai combustibili fossili e mitigando l'impatto del cambiamento climatico.

Politiche Pubbliche e Governance Partecipativa: Le politiche pubbliche riflettono un impegno verso la sostenibilità, promuovendo leggi e regolamenti che sostengono l'innovazione verde, proteggono l'ambiente e assicurano la giustizia sociale. Una governance partecipativa incoraggia l'engagement dei cittadini nelle decisioni che riguardano lo sviluppo sostenibile, assicurando che le politiche siano inclusive, equitative e riflettano le esigenze della comunità.

Economia Circolare e Consumo Responsabile: L'economia circolare diventa un pilastro dell'attività economica, con aziende che progettano prodotti per essere duraturi, riparabili e completamente riciclabili. I consumatori adottano pratiche di consumo responsabile, preferendo prodotti sostenibili, supportando aziende etiche, e riducendo gli sprechi attraverso il riutilizzo e il riciclo.

Proiezione verso il Futuro: Azioni e Innovazioni

Innovazione Tecnologica per la Sostenibilità: La ricerca e lo sviluppo continuano a produrre tecnologie avanzate che supportano la sostenibilità in tutti i settori, dalla produzione di cibo alla gestione dei rifiuti, dall'energia alla mobilità. Queste innovazioni offrono soluzioni pratiche per ridurre l'impatto ambientale e migliorare la qualità della vita.

Educazione e Cultura della Sostenibilità: L'educazione alla sostenibilità si espande oltre il contesto formale, diventando parte integrante della cultura societaria. Musei, media, e piattaforme digitali giocano un ruolo chiave nel diffondere la consapevolezza ambientale, celebrando successi sostenibili e ispirando azioni positive.

Collaborazione Globale per Obiettivi Comuni: Il riconoscimento che le sfide della sostenibilità sono interconnesse a livello globale porta a una collaborazione internazionale rinnovata. Paesi, organizzazioni non governative, aziende, e cittadini lavorano insieme per affrontare questioni come il cambiamento climatico, la perdita di biodiversità, e la disparità sociale, condividendo conoscenze, risorse e migliori pratiche.

Procedendo verso il punto 9.1, il nostro libro si addentra nel discorso su come mantenere questo momentum di cambiamento, assicurando che le pratiche sostenibili adottate non siano semplicemente tendenze momentanee, ma diventino le fondamenta su cui costruiamo il nostro futuro. Esploreremo strategie per assicurare la resilienza e la durabilità delle iniziative sostenibili, affrontando sfide come il cambiamento climatico, la disparità sociale e la necessità di un'innovazione continua. Questo passaggio ci guiderà attraverso il concetto di sostenibilità come un viaggio continuo, non una destinazione, enfatizzando l'importanza dell'apprendimento continuo, dell'adattamento e del coinvolgimento comunitario.

Capitolo 9: Mantenimento e Stile di Vita a Lungo Termine

Il punto 9.1 del nostro libro rappresenta un momento di riflessione e di proiezione verso il futuro, dove l'incorporazione della sostenibilità nelle politiche a lungo termine diventa fondamentale per mantenere e rafforzare il cambiamento verso un futuro più verde e giusto. Qui, esaminiamo le strategie che possono assicurare che le pratiche sostenibili diventino un pilastro permanente nella struttura della nostra società, garantendo che gli sforzi di oggi non siano vanificati da azioni future.

Strutturare le Fondamenta per una Sostenibilità Durevole

Legislazione e Regolamentazione: Una chiave per garantire la sostenibilità a lungo termine è attraverso lo sviluppo e l'attuazione di leggi e regolamenti che promuovano pratiche ambientali responsabili. Questo include leggi che incentivano l'uso di energie rinnovabili, standard per l'efficienza energetica degli edifici, restrizioni sull'uso di materiali non riciclabili e la promozione dell'economia circolare. La creazione di un quadro legale solido fornisce una base stabile su cui costruire un futuro sostenibile.

Incentivi Economici e Finanziamenti: Gli incentivi economici giocano un ruolo cruciale nel promuovere la sostenibilità. Ciò può includere sussidi per le energie rinnovabili, crediti fiscali per le aziende che adottano pratiche sostenibili, e finanziamenti per la ricerca e lo sviluppo in tecnologie verdi. Incentivare finanziariamente le aziende e i consumatori a fare scelte sostenibili può accelerare il passaggio verso un'economia verde.

Educazione e Sensibilizzazione Pubblica: La sostenibilità richiede un cambiamento non solo nelle politiche e nelle pratiche ma anche nella mentalità delle persone. L'educazione ambientale dovrebbe essere integrata in tutti i livelli del sistema educativo, da quello primario a quello superiore, per instillare una comprensione profonda dell'importanza della sostenibilità. Campagne di sensibilizzazione pubblica possono inoltre aiutare a informare e motivare il pubblico a prendere decisioni più verdi nella vita quotidiana.

Partecipazione Comunitaria e Coinvolgimento Civico: Il coinvolgimento attivo delle comunità e dei cittadini nel processo decisionale è essenziale per creare politiche sostenibili che rispondano alle esigenze locali. Facilitare piattaforme di dialogo tra governi, aziende, ONG e cittadini può promuovere una maggiore comprensione e collaborazione su questioni ambientali, rendendo le iniziative sostenibili più pertinenti e accettate dalla popolazione.

Verso un Futuro Resiliente e Inclusivo

Adattabilità e Flessibilità: Il mondo è in costante cambiamento, e le politiche e le pratiche sostenibili devono essere adattabili e flessibili per rimanere efficaci. Ciò significa essere aperti a rivedere e aggiornare le leggi e i regolamenti in base ai progressi scientifici, alle innovazioni tecnologiche e alle mutate condizioni ambientali.

Giustizia Sociale e Equità: La sostenibilità non riguarda solo la protezione dell'ambiente ma anche la promozione di una società giusta ed equa. Le politiche sostenibili devono quindi considerare l'impatto sociale ed economico sulle comunità vulnerabili, assicurando che i benefici della transizione verde siano condivisi equamente e che nessuno venga lasciato indietro.

Collaborazione Globale: Le sfide ambientali che affrontiamo sono globali e richiedono una risposta coordinata a livello internazionale. Rafforzare la collaborazione tra nazioni attraverso accordi internazionali, condivisione di conoscenze e risorse, e iniziative congiunte può contribuire a un approccio più unificato e efficace alla sostenibilità.

Procedendo verso il punto 9.2, ci concentreremo su come queste strategie per una sostenibilità durevole possono essere implementate concretamente, esaminando casi di studio, lezioni apprese e approcci innovativi che hanno dimostrato di avere successo. Questo passaggio ci permetterà di approfondire come le comunità, le città e i paesi stanno già adottando misure per garantire che le pratiche sostenibili diventino parte integrante della loro identità e operato. Analizzeremo inoltre il ruolo della tecnologia, delle politiche innovative, e dell'impegno civico nella promozione di uno sviluppo sostenibile che non solo tuteli l'ambiente ma contribuisca anche al benessere economico e sociale.

Il punto 9.2 si addentra nell'esplorazione di come le strategie per una sostenibilità duratura vengano messe in pratica attraverso casi di studio, approcci innovativi e il coinvolgimento attivo delle comunità. Questa sezione illustra la realizzazione concreta delle teorie e delle politiche discusse precedentemente, mostrando come l'impegno verso la sostenibilità possa essere trasformato in azioni tangibili che influenzano positivamente l'ambiente, la società e l'economia.

Casi di Studio di Successo nella Sostenibilità

La documentazione e l'analisi di casi di studio dove le pratiche sostenibili sono state implementate con successo forniscono una fonte preziosa di ispirazione e di apprendimento. Questi esempi possono variare dalla rigenerazione di aree urbane degradate attraverso la creazione di spazi verdi e sistemi di mobilità sostenibile, alla trasformazione di comunità rurali con pratiche di agricoltura sostenibile che promuovono la biodiversità e la resilienza climatica.

Città Verdi: Metropoli che hanno integrato infrastrutture verdi, come Singapore o Copenhagen, mostrano come l'urbanistica sostenibile possa migliorare la qualità della vita urbana riducendo l'inquinamento, promuovendo la biodiversità e incentivando stili di vita sani tra i cittadini.

Energia Rinnovabile: La transizione di paesi come l'Islanda verso l'energia geotermica e idroelettrica dimostra il potenziale delle risorse rinnovabili nella riduzione della dipendenza dai combustibili fossili e nel taglio delle emissioni di gas serra.

Approcci Innovativi alla Sostenibilità

L'innovazione tecnologica e l'imprenditorialità sostenibile sono motori chiave nel promuovere soluzioni sostenibili. Startup che sviluppano nuovi materiali biodegradabili, aziende che adottano modelli di business circolari e progetti che utilizzano l'intelligenza artificiale per ottimizzare l'uso delle risorse sono esempi di come l'innovazione possa guidare il cambiamento sostenibile.

Materiali Sostenibili: Aziende che producono imballaggi biodegradabili o tessuti da fonti rinnovabili offrono alternative sostenibili che possono ridurre significativamente l'impronta ecologica del settore manifatturiero.

Agricoltura Tecnologica: L'uso di tecniche di agricoltura di precisione e di agricoltura verticale può aumentare l'efficienza della produzione alimentare riducendo al contempo l'uso di acqua, pesticidi e fertilizzanti, dimostrando come la tecnologia possa supportare pratiche agricole più sostenibili.

Coinvolgimento Comunitario e Azione Collettiva

Il coinvolgimento attivo delle comunità nella pianificazione e nell'attuazione di progetti sostenibili è fondamentale per il loro successo. Iniziative comunitarie come programmi di compostaggio condiviso, cooperative energetiche e gruppi di acquisto solidale non solo promuovono pratiche sostenibili ma rafforzano anche il tessuto sociale, creando un senso di appartenenza e responsabilità collettiva verso l'ambiente.

Reti di Energia Rinnovabile Comunitarie: Comunità che investono congiuntamente in soluzioni energetiche rinnovabili, come parchi eolici o solari comunitari, dimostrano come l'azione collettiva possa contribuire alla transizione energetica e al contempo fornire benefici economici locali.
Attraverso l'esame di questi casi di studio, approcci innovativi e esempi di coinvolgimento comunitario, il punto 9.2 del libro illustra vividamente come le teorie e le politiche di sostenibilità possano essere realizzate nella pratica. Proseguendo verso il punto 9.3, esploreremo come mantenere questo slancio e assicurare che le pratiche sostenibili adottate oggi possano adattarsi e evolversi per affrontare le sfide future.

Affronteremo l'importanza della resilienza e dell'innovazione continua per garantire che la sostenibilità sia radicata in modo permanente nelle fondamenta della nostra società, creando un mondo che non solo sopravviva ma prosperi nelle sfide future.

Il punto 9.3 del nostro libro si concentra su come costruire un futuro resiliente attraverso l'innovazione continua, la collaborazione tra diversi settori della società, e la promozione di una cultura della partecipazione e dell'ottimismo verso la sostenibilità. In questo contesto, l'adattabilità, l'apprendimento e l'azione collettiva emergono come pilastri fondamentali per navigare le sfide future, garantendo che le generazioni attuali e future possano vivere in un mondo sostenibile e prospero.

Costruire Resilienza e Adattabilità

Incorporare la Resilienza nei Sistemi: I sistemi sociali, economici e ambientali devono essere progettati con la resilienza in mente, permettendo loro di resistere e adattarsi ai cambiamenti e agli shock esterni. Ciò richiede un approccio olistico alla pianificazione che consideri la complessità e l'interconnessione dei sistemi naturali e umani.

Città Adattive: Le città, come centri di popolazione e attività economica, devono incorporare principi di design adattivo per gestire risorse come l'acqua e l'energia in modo più sostenibile, promuovere la mobilità pulita e creare spazi verdi che migliorino la biodiversità e offrano rifugio contro il calore urbano.

Agricoltura Resiliente: L'adozione di pratiche agricole resilienti che migliorano la diversità delle colture, utilizzano risorse idriche in modo efficiente e proteggono il suolo può aiutare le comunità agricole a resistere a condizioni meteorologiche estreme e cambiamenti climatici.

Promuovere l'Innovazione Continua

Sviluppo Tecnologico Sostenibile: L'innovazione tecnologica gioca un ruolo cruciale nel risolvere problemi ambientali complessi. Dalla cattura del carbonio alla produzione di energia rinnovabile e all'agricoltura di precisione, investire in ricerca e sviluppo per tecnologie sostenibili è essenziale per trovare nuove soluzioni ai problemi globali.

Economia Circolare: Innovazioni che promuovono un'economia circolare, riducendo gli sprechi e riutilizzando i materiali, possono trasformare il modo in cui produciamo e consumiamo, rendendo le nostre società più sostenibili e riducendo la nostra impronta ecologica.

Facilitare la Collaborazione e la Partecipazione

Partenariati Multisettoriali: La collaborazione tra il settore pubblico, il settore privato e la società civile è fondamentale per affrontare in modo efficace le sfide della sostenibilità. Creare piattaforme che facilitino il dialogo e la cooperazione tra questi settori può accelerare l'adozione di politiche e pratiche sostenibili.

Empowerment Comunitario: Incoraggiare e supportare l'azione comunitaria per la sostenibilità rafforza il senso di appartenenza e responsabilità. Le iniziative comunitarie possono servire da laboratori viventi per testare e perfezionare soluzioni sostenibili, creando modelli replicabili in altre comunità.

Coltivare un'Etica della Speranza e dell'Azione

Promuovere l'Ottimismo: Un approccio orientato all'azione e all'ottimismo è fondamentale per superare la "paralisi da analisi" che può derivare dalla magnitudine delle sfide ambientali. Celebrare i successi, anche quelli piccoli, può ispirare ulteriori azioni e rafforzare la convinzione che il cambiamento positivo sia possibile.

Educazione e Formazione: Investire nell'educazione per la sostenibilità, fornendo alle persone le conoscenze e le competenze per vivere in modo più sostenibile, è essenziale per coltivare una cultura dell'innovazione e dell'azione. L'educazione continua aiuta le persone ad adattarsi ai cambiamenti e a diventare agenti attivi del cambiamento.

Proseguendo verso il punto 9.4, ci concentreremo su come questi
principi di resilienza, innovazione, collaborazione e ottimismo possono essere applicati e integrati in strategie specifiche per affrontare problemi globali come il cambiamento climatico, la perdita di biodiversità e la disuguaglianza sociale. Esamineremo iniziative e politiche che hanno dimostrato di essere efficaci nel promuovere la sostenibilità a lungo termine, sottolineando come l'azione collettiva e l'innovazione guidata dai valori possano portare a trasformazioni significative a livello locale, nazionale e globale.

Il punto 9.4 del nostro libro si addentra nella cruciale questione di come le strategie globali per la sostenibilità possono essere messe in pratica attraverso azioni concrete e innovative, affrontando sfide come il cambiamento climatico, la perdita di biodiversità e le crescenti disuguaglianze sociali. Esploriamo le dinamiche tra l'avanzamento tecnologico, la cooperazione internazionale, l'impegno comunitario e la legislazione ambientale, sottolineando come questi elementi interconnessi possano guidare verso un futuro più sostenibile e giusto.

Sfide Globali e Soluzioni Sostenibili

Innovazioni per il Clima: La lotta contro il cambiamento climatico si avvale dell'innovazione tecnologica, dall'energia rinnovabile alle soluzioni di mobilità sostenibile, fino alla bioingegneria che mira a catturare il carbonio dall'atmosfera. L'integrazione di queste tecnologie in una strategia globale richiede politiche pubbliche lungimiranti, investimenti in ricerca e sviluppo, e un forte sostegno al trasferimento tecnologico internazionale, soprattutto verso i paesi in via di sviluppo.

Conservazione della Biodiversità: Proteggere la biodiversità richiede un approccio che va oltre la semplice designazione di aree protette. La conservazione integrata deve essere incorporata nelle pratiche agricole, nelle politiche di pianificazione urbana e nei modelli di consumo. Iniziative come il ripristino degli ecosistemi, la protezione delle specie in via di estinzione attraverso la collaborazione internazionale e l'adozione di pratiche di pesca sostenibile sono essenziali per mantenere l'equilibrio degli ecosistemi del nostro pianeta.

Riduzione delle Disuguaglianze: Affrontare le disuguaglianze nell'era della sostenibilità significa assicurare che i benefici dello sviluppo sostenibile siano accessibili a tutti, indipendentemente dalla geografia, dallo status economico o da altri fattori discriminatori. Questo include l'accesso all'energia pulita, l'istruzione di qualità e le opportunità economiche, come l'imprenditorialità verde e i lavori nel settore delle energie rinnovabili. Politiche che promuovono l'inclusione finanziaria, l'istruzione e la formazione professionale sono fondamentali per costruire società resilienti e capaci di adattarsi ai cambiamenti.

Verso l'Integrazione e l'Attuazione di Strategie

Cooperazione Internazionale: Il successo nella realizzazione di questi obiettivi dipende dalla nostra capacità di collaborare a livello globale. Accordi internazionali come l'Accordo di Parigi sul clima e gli Obiettivi di Sviluppo Sostenibile delle Nazioni Unite forniscono un quadro per l'azione collettiva, ma devono essere supportati da un impegno concreto da parte dei governi, delle imprese e della società civile.

Empowerment Comunitario: Le comunità locali devono essere al centro delle strategie di sostenibilità, dotate degli strumenti e delle risorse per implementare soluzioni adattate alle loro specifiche esigenze e contesti. Dall'agricoltura urbana alle iniziative di energia rinnovabile comunitaria, il coinvolgimento attivo delle comunità garantisce che le soluzioni siano radicate nella realtà locale e sostenute dall'alto.

Legislazione e Incentivi: La creazione di un ambiente legislativo favorevole e l'offerta di incentivi economici sono cruciali per accelerare la transizione verso la sostenibilità. Questo include la riforma fiscale verde, gli incentivi per le aziende che adottano pratiche sostenibili e la regolamentazione dei mercati per promuovere l'equità e la protezione ambientale.

Mentre ci avviciniamo al punto 9.5, riflettiamo su come la realizzazione di queste strategie richieda un impegno continuo e coordinato. Guarderemo a come assicurare la resilienza di queste soluzioni nel tempo, preparando la società a rispondere dinamicamente alle sfide emergenti. Esploreremo l'importanza di costruire sistemi che non solo resistano agli shock ambientali e sociali ma che possano anche adattarsi e trasformarsi, garantendo che il progresso verso la sostenibilità sia sostenuto da una visione a lungo termine e da un impegno globale.

Il punto 9.5 segna una riflessione profonda sul percorso intrapreso fino a questo momento nel nostro libro, sottolineando l'importanza di un impegno globale continuo verso la sostenibilità. Mentre ci avviciniamo alla conclusione di questa discussione complessa, ci concentriamo sull'essenziale: la necessità di mantenere l'inerzia che abbiamo costruito insieme, riconoscendo che la sostenibilità non è un traguardo da raggiungere, ma un viaggio continuo di miglioramento, adattamento e apprendimento. Questa sezione del libro esplora come possiamo consolidare i progressi fatti e garantire che gli sforzi per la sostenibilità rimangano resilienti, dinamici e in grado di affrontare le sfide future.

Consolidare i Progressi nella Sostenibilità

Integrazione della Sostenibilità nelle Politiche Globali: La sostenibilità deve essere al centro delle politiche globali, non come un'aggiunta o un compromesso, ma come un principio fondamentale. Questo significa riformare le istituzioni finanziarie internazionali, i sistemi di commercio e i meccanismi di governance globale per riflettere gli obiettivi di sostenibilità, garantendo che le decisioni prese oggi non compromettano le generazioni future.

Promozione di un'Economia Globale Equa e Sostenibile: È essenziale promuovere un modello economico che valorizzi equità e sostenibilità oltre la semplice crescita economica. Ciò include il sostegno a pratiche commerciali eque, il finanziamento di iniziative sostenibili e l'incoraggiamento di investimenti responsabili che considerino l'impatto ambientale e sociale oltre alla redditività finanziaria.

Educazione e Sensibilizzazione Globale: Continuare a educare e sensibilizzare su scala globale è fondamentale per mantenere l'attenzione sulla sostenibilità. L'educazione dovrebbe essere rivolta a tutti i livelli della società, promuovendo un'etica della responsabilità ambientale e sociale, incentivando l'innovazione sostenibile e fornendo le competenze necessarie per vivere e lavorare in modo sostenibile.

Affrontare le Sfide Future con Resilienza e Innovazione

Adattamento ai Cambiamenti Climatici e alle Crisi Ambientali: Le strategie di sostenibilità devono includere piani robusti di adattamento ai cambiamenti climatici, preparando le comunità a rispondere efficacemente agli impatti climatici e ambientali. Questo richiede investimenti in infrastrutture resilienti, la protezione degli ecosistemi naturali e il sostegno alle comunità vulnerabili.

Innovazione Aperta e Collaborazione Transfrontaliera: L'innovazione deve essere continuamente alimentata attraverso la collaborazione aperta tra paesi, settori e discipline. Promuovere piattaforme che facilitino la condivisione di conoscenze, tecnologie e risorse può accelerare lo sviluppo di soluzioni sostenibili e garantire che i benefici dell'innovazione siano accessibili a tutti.

Promuovere la Partecipazione e l'Impegno Civico: Incoraggiare una partecipazione attiva e un impegno civico nella sostenibilità rafforza il tessuto sociale e garantisce che le voci di tutte le comunità siano ascoltate. Le iniziative di base possono spesso fornire soluzioni innovative e garantire che le politiche e le pratiche sostenibili siano radicate nelle realtà locali.

Mentre procediamo verso il punto 10.1, ci prepariamo a esplorare le prospettive future, riflettendo su come possiamo trasformare le lezioni apprese in azioni concrete per le generazioni presenti e future. Guarderemo a come la continua evoluzione della nostra comprensione e pratica della sostenibilità possa guidarci verso un futuro in cui l'equilibrio tra le esigenze umane e la salute del pianeta sia mantenuto attraverso un impegno condiviso, una governance inclusiva e una collaborazione senza precedenti.

Capitolo 10: Guardare Avanti: Il Futuro della Dieta Chetogenica

Il punto 10.1 apre il capitolo conclusivo del nostro libro, gettando uno sguardo avanti verso le prospettive future e le sfide emergenti che la nostra società deve affrontare nel cammino verso la sostenibilità. Questa sezione riflette su come possiamo non solo mantenere ma anche espandere gli sforzi globali per garantire un futuro più verde, equo e resiliente. Esplora l'importanza dell'innovazione continua, della collaborazione internazionale, dell'educazione alla sostenibilità e dell'impegno civico, sottolineando la necessità di integrare profondamente questi principi nelle fondamenta della nostra civiltà globale.

Visionare il Futuro della Sostenibilità

Impegni a Lungo Termine per il Clima e l'Ambiente: Mentre ci avviciniamo a un punto critico nella lotta contro il cambiamento climatico e la perdita di biodiversità, è imperativo che i governi, le aziende e le comunità rafforzino i loro impegni con obiettivi a lungo termine. Ciò richiede piani d'azione audaci per ridurre le emissioni di gas serra, proteggere gli ecosistemi vitali e promuovere l'uso sostenibile delle risorse. La realizzazione di queste ambizioni sarà misurata non solo dagli impegni presi ma dall'effettiva implementazione di politiche e pratiche che portano a cambiamenti tangibili.

Accelerare l'Innovazione per la Sostenibilità: L'innovazione tecnologica e sociale deve essere accelerata per affrontare efficacemente le sfide ambientali. Questo include lo sviluppo di nuove energie rinnovabili, tecnologie di efficienza energetica, sistemi alimentari sostenibili e infrastrutture resilienti. L'innovazione deve essere inclusiva, garantendo che le soluzioni sostenibili siano accessibili a tutte le parti del mondo, in particolare alle comunità più vulnerabili e ai paesi in via di sviluppo.

Rafforzare la Collaborazione Globale: La sostenibilità globale può essere raggiunta solo attraverso una cooperazione internazionale rafforzata. Ciò implica non solo la condivisione di conoscenze e risorse ma anche il sostegno ai paesi in via di sviluppo nella loro transizione verso pratiche sostenibili. La collaborazione deve estendersi oltre i governi per includere il settore privato, le organizzazioni non governative, le istituzioni accademiche e la società civile, lavorando insieme per raggiungere obiettivi comuni.

Educazione e Sensibilizzazione Globale: Ampliare la consapevolezza globale e l'educazione sulla sostenibilità è cruciale per creare una cittadinanza globale informata e impegnata. Le scuole, i media e le piattaforme digitali giocano un ruolo chiave nel diffondere informazioni sui problemi ambientali e su come gli individui possono contribuire alla loro soluzione. L'educazione alla sostenibilità deve essere integrata in tutti i livelli di istruzione, fornendo le competenze necessarie per vivere in modo sostenibile e promuovere l'innovazione verde.

Anticipare le Sfide e Opportunità Future

Mentre guardiamo al futuro, dobbiamo essere pronti ad affrontare nuove sfide che emergono dal nostro mondo in rapido cambiamento. Ciò include la gestione dell'impatto della digitalizzazione e dell'intelligenza artificiale sull'ambiente, l'adattamento alle mutevoli dinamiche geopolitiche influenzate dalle questioni ambientali e lo sviluppo di strategie per affrontare crisi ambientali impreviste. Allo stesso tempo, queste sfide presentano opportunità uniche per innovare, collaborare e costruire un futuro più sostenibile.

Mentre procediamo verso il punto 10.2, esploreremo come queste visioni per il futuro possano essere tradotte in piani d'azione concreti, delineando strategie specifiche per affrontare le sfide emergenti e sfruttare le opportunità per promuovere la resilienza globale e la sostenibilità a lungo termine.

Nel punto 10.2, ci immergiamo nel cuore dell'azione, delineando i piani d'azione concreti che possono trasformare le visioni e gli impegni in realtà tangibili. Questa sezione del libro si concentra su come individui, comunità, aziende e governi possono collaborare per implementare strategie di sostenibilità efficaci, sfruttando l'innovazione, la tecnologia, e l'impegno civico per navigare le sfide future e costruire un mondo più resiliente e sostenibile.

Strategie per un'Implementazione Efficace

Piani Nazionali e Internazionali per la Sostenibilità: Gli obiettivi di sostenibilità richiedono l'integrazione in piani nazionali e quadri internazionali attraverso strategie dettagliate che includano obiettivi misurabili, scadenze e meccanismi di rendicontazione. Questo approccio consente non solo la trasparenza ma anche la responsabilità, assicurando che gli impegni si traducano in azioni concrete.

Promuovere la Transizione Energetica: La transizione verso un'economia a basse emissioni di carbonio richiede investimenti significativi in energie rinnovabili e l'allontanamento dai combustibili fossili. Programmi di incentivazione, sovvenzioni per la ricerca e lo sviluppo in tecnologie pulite, e politiche che facilitino l'adozione di energie rinnovabili da parte dei consumatori sono essenziali per accelerare questa transizione.

Sostenibilità nel Settore Privato: Le aziende giocano un ruolo cruciale nella promozione della sostenibilità. L'adozione di pratiche di business sostenibili, come la riduzione degli sprechi, l'uso efficiente delle risorse e la responsabilità sociale d'impresa, non solo migliora l'impronta ambientale delle aziende ma contribuisce anche alla loro competitività e reputazione.

Mobilizzazione della Società Civile: L'empowerment degli individui e delle comunità per partecipare attivamente agli sforzi di sostenibilità è fondamentale. Campagne di sensibilizzazione, programmi educativi e piattaforme di partecipazione civica possono motivare l'azione collettiva e individuale verso pratiche più sostenibili.

Tecnologia e Innovazione come Motori di Cambiamento

Digitalizzazione per la Sostenibilità: L'uso strategico della tecnologia digitale e dell'intelligenza artificiale può ottimizzare l'uso delle risorse, migliorare l'efficienza energetica e facilitare il monitoraggio ambientale. Piattaforme digitali che promuovono la condivisione e il riutilizzo di risorse possono anche contribuire a un'economia più circolare.

Innovazione nella Gestione delle Risorse: Sviluppare tecnologie innovative per la gestione sostenibile dell'acqua, l'agricoltura di precisione e la riduzione degli sprechi alimentari è vitale per garantire la sicurezza alimentare e la gestione efficace delle risorse naturali. Queste tecnologie possono aiutare a prevenire la degradazione ambientale e promuovere l'uso sostenibile delle risorse.

Costruire un Futuro Sostenibile attraverso la Collaborazione

Partenariati Globali per la Sostenibilità: La collaborazione tra governi, settore privato, organizzazioni non governative e comunità scientifiche può accelerare lo sviluppo e l'implementazione di soluzioni sostenibili. Questi partenariati devono essere incentrati sulla condivisione di conoscenze, risorse e migliori pratiche per affrontare in modo efficace le sfide ambientali globali.

Engagement e Partecipazione Comunitaria: Incentivare l'engagement comunitario in progetti di sostenibilità locale attraverso iniziative partecipative e programmi di volontariato rafforza il tessuto sociale e aumenta l'efficacia delle soluzioni implementate. La co-creazione di progetti sostenibili con le comunità locali assicura che siano adatti alle loro esigenze specifiche e sostenuti a lungo termine.

Procedendo verso il punto 10.3, esploreremo ulteriormente come
l impegno continuo e l'innovazione possano essere sostenuti attraverso politiche, tecnologie emergenti e l'empowerment della comunità. Questa sezione delibera su come le strategie di sostenibilità possano essere adattate e evolute in risposta a nuove sfide e opportunità, mantenendo la resilienza e la flessibilità al loro nucleo. Inoltre, si esamina il ruolo cruciale dell'educazione continua e della consapevolezza crescente nella promozione

di uno stile di vita sostenibile tra le generazioni attuali e future.

Nel punto 10.3, esploriamo come mantenere e rafforzare un impegno globale per la sostenibilità, enfatizzando l'importanza di un approccio proattivo e adattivo per navigare le sfide future. Questa sezione evidenzia la necessità di una visione olistica che integri innovazione tecnologica, cooperazione internazionale, educazione continua, e l'impegno civico per costruire un futuro resiliente e sostenibile.

Innovazione e Adattabilità come Fondamenti della Sostenibilità

Promuovere un'Ecosistema di Innovazione: L'innovazione deve essere intesa in senso ampio, includendo non solo sviluppi tecnologici ma anche nuovi modelli di business, strategie educative, e approcci politici. Un ecosistema di innovazione sostenibile richiede politiche che incentivino la ricerca e lo sviluppo, collaborazioni tra università e industrie, e il sostegno a startup e imprese che perseguono soluzioni ecologiche.

Adattabilità dei Sistemi Socio-Economici: La nostra capacità di adattarci ai cambiamenti ambientali dipende dalla flessibilità dei nostri sistemi economici e sociali. Ciò significa creare economie resilienti che possano assorbire shock esterni, promuovere la diversità in agricoltura e industria per ridurre la vulnerabilità, e sviluppare politiche che facilitino l'adattamento delle comunità ai cambiamenti climatici.

Rafforzare la Collaborazione Globale

Cooperazione Internazionale Rinnovata: La sfida della sostenibilità globale richiede un livello senza precedenti di cooperazione internazionale. Gli accordi globali su clima, biodiversità, e sviluppo sostenibile devono essere rafforzati e ampliati, con meccanismi efficaci di finanziamento e di verifica per garantire il rispetto degli impegni. La collaborazione tra paesi sviluppati e in via di sviluppo è cruciale per condividere tecnologie, conoscenze, e risorse finanziarie.

Partnership Multisettoriali: Le sfide complesse richiedono soluzioni trasversali che coinvolgano diversi settori della società. Le partnership tra settore pubblico, privato, accademico, e non profit possono accelerare l'innovazione e l'implementazione di pratiche sostenibili, condividendo risorse e competenze per massimizzare l'impatto.

Educazione Continua e Impegno Civico

Educazione alla Sostenibilità: L'istruzione gioca un ruolo chiave nel preparare le future generazioni a vivere in un mondo sostenibile. Integrare concetti di sostenibilità, ecologia, e giustizia sociale nei curricoli scolastici a tutti i livelli, dalla scuola primaria all'università, può formare cittadini informati e impegnati, pronti a contribuire attivamente alla protezione del pianeta.

Mobilizzazione della Società Civile: L'impegno civico è essenziale per promuovere il cambiamento a livello di politiche e pratiche quotidiane. Campagne di sensibilizzazione, iniziative di volontariato, e piattaforme di advocacy possono incoraggiare l'azione individuale e collettiva verso obiettivi di sostenibilità, creando pressione su aziende e governi per adottare pratiche più verdi.

Guardare al Futuro con Resilienza e Ottimismo

Prepararsi alle Sfide Emergenti: Mentre guardiamo al futuro, dobbiamo essere pronti ad affrontare nuove sfide ambientali e sociali con resilienza e flessibilità. Questo richiede un impegno costante alla ricerca e all'innovazione, nonché la volontà di rivedere e adattare le nostre strategie in base a nuove informazioni e contesti.

Costruire un'Etica Globale della Sostenibilità: Al cuore di questo sforzo c'è la necessità di sviluppare una coscienza e un'etica globale che valorizzi la sostenibilità come principio fondamentale della nostra civiltà. Promuovere una cultura di rispetto per l'ambiente, equità sociale, e responsabilità intergenerazionale può aiutarci a navigare il futuro con un senso di scopo condiviso e ottimismo.

Attraverso la promozione di queste idee, il punto 10.3 pone le basi per un dialogo continuo sulla sostenibilità che va oltre le soluzioni immediate e si concentra sulla creazione di un futuro in cui l'umanità vive in armonia con il pianeta. Riconoscendo che le sfide che affrontiamo sono in continua evoluzione, l'adattabilità, l'innovazione continua, e la partecipazione attiva di tutti i settori della società diventano essenziali per mantenere il ritmo del cambiamento e assicurare un impatto positivo duraturo.

Attraverso queste discussioni, il punto 10.4 mira a fornire una visione complessiva su come possiamo anticipare, affrontare e trarre vantaggio dalle sfide emergenti, garantendo che i nostri sforzi per la sostenibilità siano robusti, inclusivi e capaci di adattarsi al cambiamento. Questo approccio prospettico è essenziale per costruire un futuro in cui la sostenibilità sia intrecciata nel tessuto stesso della società globale, guidando le decisioni e le azioni a tutti i livelli.

Nel punto 10.4, ci concentriamo sull'esplorazione delle opportunità e delle sfide presentate dall'accelerata urbanizzazione, i rapidi avanzamenti tecnologici e i significativi cambiamenti demografici. Questi fattori, se ben gestiti, possono diventare potenti catalizzatori per il raggiungimento di una società globale più sostenibile. Esaminiamo come le città possono trasformarsi in epicentri di sostenibilità, come la tecnologia può essere impiegata eticamente per affrontare problemi ambientali e sociali, e come le popolazioni in evoluzione possono contribuire a un futuro più verde e inclusivo.

Urbanizzazione e Sviluppo di Città Sostenibili

L'urbanizzazione presenta una dualità di sfide e opportunità per la sostenibilità. Da un lato, concentra problemi come l'inquinamento e il consumo eccessivo di risorse; dall'altro, offre una piattaforma unica per implementare soluzioni innovative a larga scala.

Infrastrutture Verdi e Blu: L'integrazione di infrastrutture verdi e blu nelle aree urbane non solo migliora la biodiversità e riduce l'effetto isola di calore, ma contribuisce anche alla gestione sostenibile delle acque piovane e al benessere dei cittadini. Giardini pensili, parchi urbani, e la riqualificazione di corsi d'acqua urbani sono esempi di come le città possono diventare più resilienti e vivibili.

Mobilità Sostenibile: Sviluppare sistemi di trasporto pubblico efficienti, sicuri e accessibili, insieme a infrastrutture per la mobilità dolce (ciclismo, cammino), riduce la dipendenza dai veicoli privati e abbassa le emissioni di gas serra, trasformando il tessuto urbano in uno più sostenibile e inclusivo.

Avanzamenti Tecnologici al Servizio della Sostenibilità

La tecnologia offre strumenti potenti per affrontare le sfide della sostenibilità, ma richiede un impegno etico e una considerazione attenta delle implicazioni a lungo termine.

Energia Pulita e Efficienza Energetica: L'adozione di tecnologie per l'energia pulita e l'efficienza energetica è fondamentale per ridurre l'impronta di carbonio. Dai pannelli solari ai materiali isolanti avanzati, la tecnologia può trasformare sia la produzione sia il consumo energetico in modi che sostengono la sostenibilità ambientale.

Tecnologia Digitale per la Sostenibilità: L'intelligenza artificiale, la blockchain e l'Internet delle Cose (IoT) possono ottimizzare l'uso delle risorse, migliorare la raccolta dei dati ambientali e promuovere la tracciabilità e la trasparenza nelle catene di fornitura globali, contribuendo a pratiche commerciali più sostenibili.

Cambiamenti Demografici come Fattore di Sostenibilità

I cambiamenti demografici globali, compreso l'invecchiamento della popolazione in alcune regioni e la crescita demografica in altre, presentano sfide uniche e opportunità per promuovere la sostenibilità.

Invecchiamento della Popolazione: Le società con una crescente percentuale di anziani richiedono soluzioni innovative per la salute sostenibile, il sostegno sociale e l'inclusione economica. Questo include l'adattamento delle città per essere più accessibili e il coinvolgimento degli anziani in ruoli di volontariato per il trasferimento di conoscenze e la tutela ambientale.

Crescita Giovanile e Educazione: In regioni con una grande popolazione giovane, investire nell'educazione alla sostenibilità può equipaggiare le nuove generazioni con le competenze e la consapevolezza necessarie per guidare il cambiamento. L'empowerment dei giovani attraverso l'istruzione e l'opportunità economica è cruciale per costruire comunità resilienti e promuovere l'innovazione sostenibile.

Mentre ci avviciniamo al punto 10.5, esamineremo come queste strategie integrate possano essere sostenute e amplificate attraverso iniziative globali, politiche inclusive e un impegno condiviso verso l'azione per la sostenibilità. Discuteremo l'importanza di costruire partnership internazionali robuste, di promuovere la giustizia sociale e ambientale, e di sfruttare le tecnologie emergenti per affrontare in modo proattivo le sfide future, garantendo che i progressi nella sostenibilità siano equi, inclusivi e resilienti.

Il punto 10.5, posizionandosi come conclusione del nostro libro, riassume e riflette sul percorso intrapreso, celebrando i progressi fatti verso la sostenibilità globale e tracciando una mappa per il futuro. Questo capitolo finale non solo serve come un appello all'azione per i lettori ma anche come un promemoria del lavoro che resta da fare. Si concentra sull'importanza della perseveranza, dell'innovazione continua, e della collaborazione transnazionale e intergenerazionale per affrontare le sfide ambientali, sociali ed economiche che il nostro mondo affronta.

Verso un Futuro Sostenibile: Un Appello all'Azione

Abbiamo esplorato insieme la complessità delle sfide globali e la ricchezza delle opportunità disponibili per promuovere la sostenibilità. Questo viaggio ci ha mostrato che, nonostante le difficoltà, esistono percorsi praticabili e motivi di speranza. L'ultima sezione del nostro libro non intende essere solo un epilogo ma un appello all'azione, invitando ogni lettore a diventare un agente di cambiamento nella propria comunità e oltre.

Impegno Individuale e Collettivo: Ogni individuo ha il potere di contribuire alla sostenibilità attraverso scelte quotidiane consapevoli, dal consumo responsabile all'attivismo civico. Collettivamente, possiamo esercitare una pressione significativa su aziende e governi per adottare pratiche più sostenibili, dimostrando che la domanda di un futuro sostenibile proviene dalla base.

Innovazione e Adattamento Continuo: Il cammino verso la sostenibilità richiede una dedizione all'innovazione e alla flessibilità, adattandosi alle nuove scoperte scientifiche e alle realtà globali in evoluzione. Sostenere la ricerca e lo sviluppo in tecnologie sostenibili, così come promuovere l'educazione alla sostenibilità, sono fondamentali per forgiare un futuro resiliente.

Costruire Solidarietà Globale: La sostenibilità non conosce confini. La crisi climatica e le sfide alla biodiversità ci colpiscono tutti, seppur in misura diversa. La solidarietà globale e la cooperazione internazionale sono indispensabili per affrontare queste sfide congiunte, condividendo conoscenze, risorse e soluzioni attraverso confini e generazioni.

Riflessione Finale: La Sostenibilità come Viaggio Continuo

Questo libro ha cercato di esplorare le profondità e le ampiezze della sostenibilità, un concetto che si estende ben oltre la semplice protezione ambientale per toccare ogni aspetto dell'esistenza umana. Abbiamo discusso di come la sostenibilità implichi la giustizia sociale, l'equità economica e la conservazione dell'ambiente per le generazioni presenti e future. Concludendo, è essenziale riconoscere che la strada verso la sostenibilità è un viaggio continuo, non una destinazione.

Il futuro sostenibile che desideriamo non si realizzerà attraverso un singolo atto o decisione ma attraverso migliaia di piccole scelte fatte ogni giorno da individui in tutto il mondo. È un futuro costruito sulla resilienza delle comunità, sull'innovazione guidata dalla visione e sulla solidarietà che trascende le barriere.

In questo viaggio, ogni passo conta. Ogni azione verso la sostenibilità, non importa quanto piccola, contribuisce a un mosaico più ampio di cambiamento globale. Il nostro libro si conclude, ma la storia della sostenibilità continua con voi, i lettori, come suoi protagonisti principali. Siete invitati a portare avanti il testimone, ad ispirare e essere ispirati, e a fare la vostra parte in questo impegno collettivo per un futuro più verde, più giusto e più sostenibile.

Grazie per aver intrapreso questo viaggio con noi. L'atto finale di questo libro è il vostro inizio; l'invito a scrivere i prossimi capitoli della nostra storia collettiva sulla Terra con azioni, innovazioni e collaborazioni che trasformino la visione di sostenibilità in realtà quotidiana. Lasciamo questo libro non come un addio, ma come un sollecito a guardare il mondo con occhi nuovi, a riconoscere il potere delle nostre azioni congiunte e a impegnarci con determinazione verso la creazione di un futuro in cui umanità e natura possano prosperare insieme.

Se pensi che questo libro ti sia piaciuto
e ti abbia aiutato ti chiedo solo di
dedicare pochi secondi a lasciare una
breve recensione su Amazon!
Grazie,
(Luca Ferrero)

www.ingramcontent.com/pod-product-compliance
Lightning Source LLC
Chambersburg PA
CBHW051411250726
48656CB00010B/1270
9798321028803